《脊柱伤病1000个为什么》丛书 | 总主编 韦以宗

第五分册

颈椎病
86个为什么

主编 王秀光 王慧敏

中国中医药出版社
·北京·

图书在版编目（CIP）数据

颈椎病 86 个为什么 / 王秀光，王慧敏主编 . —北京：
中国中医药出版社，2019.6
（脊柱伤病 1000 个为什么）
ISBN 978 – 7 – 5132 – 5485 – 4

Ⅰ . ①颈⋯　　Ⅱ . ①王⋯②王　　Ⅲ . ①颈椎 – 脊椎
病 – 防治 – 问题解答　　Ⅳ . ① R681.5–44

中国版本图书馆 CIP 数据核字（2019）第 040578 号

中国中医药出版社出版

北京经济技术开发区科创十三街 31 号院二区 8 号楼
邮政编码　100176
传真　010-64405750
廊坊市晶艺印务有限公司印刷
各地新华书店经销

开本 880 × 1230　1/32　印张 3.75　字数 64 千字
2019 年 6 月第 1 版　　2019 年 6 月第 1 次印刷
书号　ISBN 978 – 7 – 5132 – 5485 – 4

定价　39.80 元
网址　www.cptcm.com

社 长 热 线　010-64405720
购 书 热 线　010-89535836
维 权 打 假　010-64405753

微信服务号　zgzyycbs
微商城网址　https://kdt.im/LIdUGr
官 方 微 博　http://e.weibo.com/cptcm
天猫旗舰店网址　https://zgzyycbs.tmall.com

如有印装质量问题请与本社出版部联系（010-64405510）

《脊柱伤病1000个为什么》丛书
编委会

第五分册
《颈椎病86个为什么》
编委会

《脊柱伤病1000个为什么》是一套科普作品，向大众普及人体脊柱解剖结构、运动功能、运动力学知识及常见脊柱伤病的病因病理和诊断治疗、功能锻炼、预防养生的基本知识，共15分册，即《脊柱解剖名词120个为什么》《脊柱运动与运动力学100个为什么》《脊椎错位是百病之源70个为什么》《脊椎骨折80个为什么》《颈椎病86个为什么》《椎间盘突出84个为什么》《胸背痛30个为什么》《青少年脊柱侧弯64个为什么》《腰椎管狭窄症54个为什么》《腰椎滑脱48个为什么》《下腰痛30个为什么》《青年妇女腰胯痛30个为什么》《脊椎骨质疏松54个为什么》《脊柱保健练功100个为什么》《脊柱食疗保健50个为什么》。

2016年10月25日，中共中央国务院发布《健康中国2030规划纲要》指出："大力发展中医非药物疗法，使其在常见病、多发病和慢性病防治中发挥独特作用。""到2030年，中医药在治未病中的主导作用……得到充分发挥。"①

新版《中华人民共和国职业大典》新增的专业——中医整脊科，正是以"调曲复位为主要技术"的非药物疗法。该学科对人类脊柱运动力学的研究，揭示的脊柱后天自然系统，将在防治脊柱常见病、多发病和慢性病以及治未病中起到独特作用和主导作用。

一、脊柱与健康

当前，颈腰病已严重威胁人类的健康，世界卫生组织已将颈椎病列为十大危害人类健康之首。据有关资料表明，颈腰病年发病率占 30%。在老年人疾病中，颈腰病占 43%，并波及青少年。据调查，有 18.8% 的青少年颈椎生理曲度消失、活动功能障碍。

脊柱可以说是人体生命中枢之一，它包括了人体两大系统，即骨骼系统的中轴支架和脊髓神经系统。除外自身疾病，人体的器官（除大脑之外）几乎都受脊髓神经系统的支配。所以，美国脊骨神经医学会研究证明，人体有 108 种疾病是脊椎错位继发。

---

① 《中国中医药报》2017 年 8 月 7 日发表的"中医整脊学：人类脊柱研究对健康的独特作用"。

当今，危及人类生命的肿瘤与癌症，一般多认为是免疫功能障碍所致。中医学将人类的免疫功能称为"阳气"，"阳气者，若天与日，失其所，则折寿而不彰"（《素问·生气通天论》）。而位于脊柱的督脉总督阳经，是"阳脉之海"（《十四经发挥》）。可见，脊柱损伤，不仅自身病变，而且骨关节错位，导致脊神经紊乱而诱发诸多疾病。脊椎移位，督脉受阻，阳气不彰（免疫功能下降），可导致危及生命的病症。因此，脊柱的健康也是人体的健康。

二、中医整脊学对人类脊柱的研究

中医对人体生命健康的认知，是"道法自然""天人合一"的，对脊柱的认识是整体的、系统的、动态的。伟大的科学家钱学森说过："系统的理论是现代科学理论里一个非常主要的部分，是现代科学的一个重要组成部分。而中医理论又恰恰与系统论完全融合在一起。"系统论的核心思想是整体观念。钱学森所指的中医系统论，不仅仅局限在人体的系统论，更重要的是天人合一的自然整体观。

系统在空间、时间、功能、结构过程中，没有外界特定干预，这个系统是"自然组织系统"，又称"自组织系统"。人体生命科学的基本概念是"稳定的联系构成系统的结构，保障系统的有序性"。美国生理学家 Cannon 称为生命的稳态系统，即人体是处在不断变化的外环境中，机体为了保证细胞代谢的正常进行，必须要求机体内部有一个相对稳定的内环境。人类脊柱稳态整体观，表现在遗传基因决定的脊柱骨关节系统、脊髓脊神经系统和附着在脊柱的肌肉韧带系统的有序性。

我们将遗传基因决定形成的系统，称为"脊柱先天自然系统"，即"先天之炁"。如果说，脊柱先天自然系统是四足哺乳动物共同特征的话，中医整脊学对人类脊柱的研究，则揭示了人类特有的"脊柱后天自然系统"，即"后天之气"。

中医整脊学研究证明，人类新生儿脊柱与四足哺乳动物脊柱是一个样的，即没有颈椎和腰椎向前的弯曲。当儿童6个多月坐立后，出现腰椎向前的弯曲（以下简称"腰曲"）；当1周岁左右站立行走后，颈椎向前的弯曲（以下简称"颈曲"）形成。颈曲和腰曲形成至发育成熟，使人类的脊柱矢状面具备4个弯曲——颈曲、胸曲、腰曲和骶曲。这四个弯曲决定了附着脊柱的肌肉韧带的序列，椎管的宽度，脊神经的走向，脊柱的运动功能，乃至脏腑的位置，这是解剖生理的基础。特别是腰曲和颈曲，是人类站立行走后功能决定形态的后天脊柱自然系统组成部分。中医整脊学称之为"椎曲论"，即颈腰椎曲是解剖生理的基础、病因病理的表现、诊断的依据、治疗的目标和疗效评定的标准，是中医整脊科的核心理论之一。

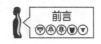

中医整脊学对人类脊柱研究发现另一个后天自然系统，是脊柱四维弯曲体圆运动规律。人类站立在地球上，脊柱无论从冠状面或矢状面都有一中轴线——圆心线。颈椎前有左右各一的斜角肌，后有左右各一的肩胛提肌和斜方肌；腰椎前有左右各一的腰大肌，后有左右各一的竖脊肌。这四维肌肉力量维持脊柱圆运动，维持系统的整体稳态。

由于系统是关联性、有序性和整体性的，对于脊柱整体而言，腰椎是结构力学、运动力学的基础。腰椎一旦侧弯，下段胸椎反向侧弯，上段胸椎又转向侧弯，颈椎也反侧弯；同样，腰曲消失，颈曲也变小，如此维持中轴平衡。

中医整脊学研究人类脊柱发现的脊柱后天自然系统，还表现在脊柱圆筒枢纽的运动力学，以及脊柱轮廓平行四边形平衡理论上。脊柱的运动是肌肉带动头颅、胸廓和骨盆三大圆筒，通过四个枢纽关节带动椎体小圆筒产生运动的。脊柱轮廓矢状面构成一个平行四边形几何图像，从而维持其系统结构的关联性、有序性和整体性。

三、疾病防治的独特作用和主导作用

脊柱疾病的发生，就是脊柱系统整体稳态性紊乱。整体稳态性来源于生命系统的协同性，包括各层次稳态性之间的协同作用。脊柱先天性自然系统的稳态失衡，来源于后天自然系统各层次稳态性协同作用的紊乱。根据系统整体稳态的规律，我们发掘整理中医传统的非药物疗法的正脊骨牵引调曲技术，并通过科学研究，使之规范化，成为中医整脊独特技术。以此非药物疗法为主要技术的中医整脊学，遵循所创立的"理筋、调曲、练功"三大治疗原则，"正脊调曲、针灸推拿、内外用药、功能锻炼"四大疗法，以及"医患合作、筋骨并重、动静结合、内外兼治、上病下治、下病上治、腰痛治腹、腹病治脊"八项措施的非药物疗法为主的中医整脊治疗学。调曲复位就是改善或恢复脊柱的解剖生理关系，达到对位、对线、对轴的目的。

根据脊柱后天自然系统——脊柱运动力学理论指导形成的中医整脊治疗学，成为脊柱常见病、多发病和慢性病共25种疾病的常规疗法，编进《中医整脊常见病诊疗指南》。更重要的是，中医整脊非药物疗法为主的治疗技术，遵循系统工程的基本定律，即"系统性能功效不守恒定律"，是指系统发生变化时，物质能量守恒，但性能和功效不守恒，且不守恒是普遍的、无限的。其依据是：由物质不灭定律和能量守恒定律可知，系统内物质、能量和信息在流动的过程中物质是不灭的、能量是守恒的，而反映系统性能和功效的信息，因可受干扰而失真、放大或缩小，以至湮灭，故是不守恒的。

脊柱疾病的发生，是后天自然系统整体稳态（性能和功效）失衡，影响到先天自然系统的物质和能量（骨关节结构、神经、血液循环和运动功能）紊乱，进而发生病变。中医整脊学非药物为主的治疗方法，就是调整后天自然系统的性能和功效，维护先天自然系统的物质和能量（不损伤和破坏脊柱骨关节结构等组织），是真正的"道法自然"的独特疗法，也必将在脊柱病诊疗中起到主导作用。

另一方面，中医整脊在研究人类脊柱圆运动规律中，发现青年人端坐1小时后，腰曲消失，颈曲也变小，证明脊柱伤病的主要病因是"久坐"导致颈腰曲紊乱而发生病变，因此提出避免"久坐"，并制订"健脊强身十八式"体操，有效防治脊柱伤病。脊柱健，则身体康。中医整脊学对人类脊柱的研究，在治未病中的主导作用，必将得到充分发挥。

综上所述，《脊柱伤病1000个为什么》丛书将有助于广大读者了解自身的脊柱，以及脊柱健康对人体健康的重要性，进而了解脊柱常见疾病发生和防治的规律，将对建设健康中国、为人类的健康事业做出贡献。

世界中医药学会联合会脊柱健康专业委员会

会长　韦以宗

2018年8月1日

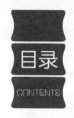

目录

CONTENTS

颈椎病86个为什么

1. 为什么叫颈椎病?

答：人体颈背部两侧的肌肉是呈对称性分布的，使颈椎处于中立位，不向一侧倾斜。当颈背部两侧肌肉因慢性劳损、感受风寒湿外邪、外伤等，导致其两侧的肌肉力量失去原有的平衡，可继发颈椎骨关节结构紊乱、颈椎的生理曲度发生异常改变（图1、图2）、椎间孔变小（图3、图4），刺激到颈神经、臂丛神经和相邻的交感神经、椎动脉，出

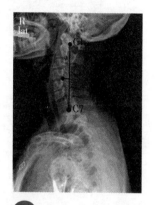

 图1　正常的颈椎生理曲度

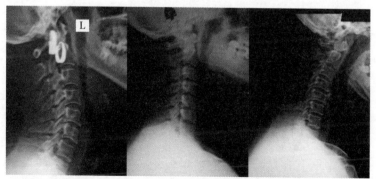

颈椎曲度加大　　　　颈椎曲度变直　　　　颈椎曲度反弓

 图2　颈椎生理曲度异常

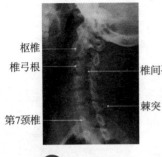

枢椎
椎弓根
第7颈椎
椎间孔
棘突

图3　正常的椎间孔

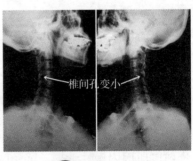

椎间孔变小

图4　椎间孔变小

现颈背部疼痛、头晕头痛、恶心呕吐、吞咽困难、记忆力下降、耳鸣、失眠多梦、视物模糊、手指发麻、上肢无力、胸闷气短、心前区不适、心慌、心动过速、走路发飘、行走困难等一系列症状。因为是人体脊柱的颈椎部位骨关节结构异常而引发的症状，所以叫颈椎病。

（于小康、蔡泽荣、王秀光）

2. 为什么世界卫生组织将颈椎病列为十大疾病之首？

答：当今社会，随着电脑、智能手机及汽车的普及，导致久坐人群增加，颈椎病已经像感冒、发烧一样常见，发病率逐年上升，而且越来越年轻化。有统计表明，我国有70%~80%的人患有颈椎病，其中50岁左右的人群中大约有70%的人有颈椎病，60岁左右则达80%，70岁左右接近

100%。另外，颈椎病引起的症状多，病情复杂，严重时可出现一过性晕倒、猝死和四肢瘫痪。

颈椎病引发的并发症多，对人体危害大。经中国医学科学院不完全统计，中风病人中90%以上都有颈椎病；脑瘫病人中有63%以上是由颈椎病引发的；高位截瘫病人中有85%以上是由颈椎病引发的；猝倒死亡者中有95%以上是由颈椎病引发的；心肌梗死病人中有70%以上是由颈椎病引发的；脑血栓病人中有80%以上是由颈椎病引发的；高血压病人中有60%以上是由颈椎病引发的；神经性胃溃疡病人中有75%以上是由颈椎病引发的。

因此，我们不能认为得了颈椎病不耽误吃、不耽误喝的，就不去重视，世界卫生组织已将颈椎病列为威胁人类健康十大疾病之首。

（于小康、蔡泽荣、王秀光）

3. 为什么颈椎病在中医整脊科中分为18种？

答：广义的颈椎病是指颈椎两侧平衡肌力失衡后导致颈椎骨关节紊乱、颈椎椎曲异常、颈椎间盘突出，刺激或压迫到颈神经、臂丛神经、交感神经、椎动脉和颈髓，引起的一系列症状体征的统称。临床上根据病因、病理的不同，中医整脊科将颈椎病具体分为 18 种，分别是：急性斜颈、寰枢关节错位、钩椎关节紊乱症、急性颈椎间盘突出症、颈椎椎曲异常综合征（颈椎失稳症）、颈椎管狭窄症、颈胸枢纽交锁症、颈肩综合征、颈肘综合征、颈腰椎间盘病、颈脊髓空洞症、颈性眩晕症、颈性失眠症、颈性咽喉炎、颈性面瘫症、颈脊源性耳鸣耳聋症、颈脊源性血压异常症、颈脊源性心悸怔忡症。

（于小康、蔡泽荣、王秀光）

4. 为什么颈椎病会引发中风？

答：中风是由于脑部供血受阻而迅速发展的脑细胞受损、脑功能损失，导致以猝然倒地、不省人事、口角㖞斜、语言不利、半身不遂为主要表现的疾病。临床上可分为出血性中风（脑出血）和缺血性脑中风（脑梗死、脑血栓形成）两大类，其中以脑梗死最为常见。

颈椎病会引发中风，已得到医学界的公认，经中国医学科学院不完全统计，中风病人中有 90% 以上都有颈椎病。

人体大脑的血液供应主要依靠穿行于颈椎两侧横突孔的椎动脉（图 5），当患有颈椎病时，由于颈椎骨关节产生旋转、错位，颈椎生理曲度异常，刺激或压迫椎动脉，使之产生痉挛、扭曲变形，血液无法正常输送到大脑，继发脑动脉供血不足，大脑细胞缺血，功能受损。如果对颈椎病不够重视，治疗不及时、不彻底，大脑细胞长时间得不到足够的营养，可出现中风症状。尤其是中老年人血管壁弹性已经下降，已为中风高发人群，加之颈椎

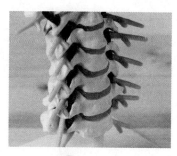

图5　椎动脉

退变严重，颈椎病引发中风的概率更大。因此，中老年人患颈椎病后更应该重视，及时就诊治疗，以预防发生中风。

（蔡泽荣、金扬仁、王秀光）

5. 为什么颈椎病会引起心慌？严重时可发生猝死？

答：很多人出现心慌症状，首先想到的是自己得了心脏病，可是到医院心血管科就诊，经医生仔细检查后，发现心脏没有什么问题，医生诊断为"心脏神经官能症"，给予改善心肌供血类药物口服，吃药后症状仍得不到改善。这类病人的一过性心慌，可能是由颈椎病引起的，最好去医院检查一下颈椎。

人体心脏活动受交感神经和迷走神经共同支配（图6），交感神经对心脏起兴奋作用，使心脏跳动加快，而迷走神经

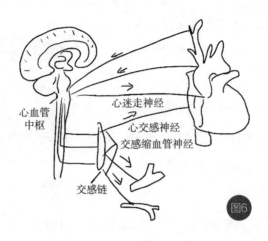

心血管中枢

心迷走神经

心交感神经

交感缩血管神经

交感链

图6

对心脏起抑制作用，使心跳变慢。正常情况下，交感神经和迷走神经是相互制约的，使心脏处于正常的活动状态。患颈椎病后，颈椎骨关节紊乱、颈椎椎曲异常，可以刺激或压迫到颈椎旁的交感神经节，诱发交感神经兴奋，使心跳加快，心脏出现一过性缺血，表现为心慌（图7）、心前区疼痛、胸闷、心律失常等不适症状，容易被误诊为"冠心病"。临床上

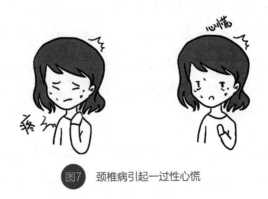

图7 颈椎病引起一过性心慌

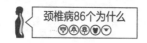

这类由颈椎病引发的心脏不适症状，被称为"颈源性心脏病"或称为"颈心综合征"。

颈椎病引起的心慌症状是有规律可循的，通常因长时间伏案工作、颈部受到风寒等导致颈背部不适后发作，若单纯口服治疗心脏病的药物而不调整颈椎骨关节异常，症状会经常出现，发作频率越来越高，严重时可发生猝死。但必须提醒的是，诊断颈源性心脏病之前，要首先通过心电图、冠状动脉造影等检查方法排除心脏器质性疾病。

（蔡泽荣、金扬仁、王秀光）

6. 为什么颈椎病会引发老年痴呆症？

答：老年痴呆症，又叫阿尔茨海默病（alzheimer disease, AD），是一种中枢神经系统变性病，该病起病隐袭，呈慢性进行性发展，主要表现为渐进性记忆障碍，刚刚发生的事想不起来（图8）；认知功能障碍，不能认识自己的家和亲人（图9）；人格改变，脾气差（图10）及语言障碍，计算和书写困难等症状，严重者影响社交、职业与生活功能。

颈椎病病人因颈椎骨关节的旋转、移位，颈椎生理曲度异常，使穿行于颈椎各横突孔的椎动脉产生痉挛、血管扭曲变形，血液无法正常输送到大脑，继发脑动脉供血不足，大

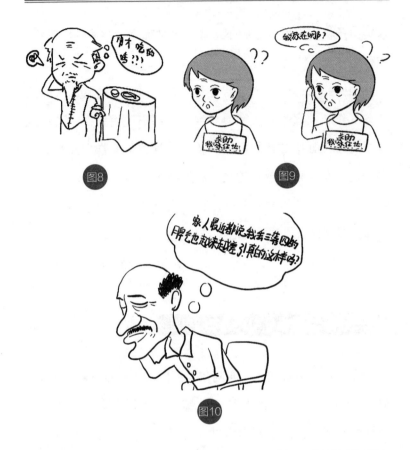

图8

图9

图10

脑细胞缺血、缺氧。如果患颈椎病之后，得不到足够的重视，不能及时治疗，大脑细胞长时间缺血、缺氧，失去其正常的生理功能，会出现记忆力严重下降，不能认识自己的亲人，不认识生活中常见的东西，不能正确表达自己的想法等老年痴呆症状。

（蔡泽荣、于小康、王秀光）

7. 为什么颈椎病可以引起瘫痪？

答：瘫痪是指人的随意运动功能减低或丧失，为神经系统常见的症状。由于颈椎病症状轻时不影响人们的生活、工作，所以很多人得了颈椎病后或者以休息减轻痛苦，或者症状缓解就停止治疗，不是从颈椎病的病因病理——颈椎骨关节的位置改变入手，导致治疗不彻底。这样反反复复发作，使得颈椎病越来越严重。移位的颈椎骨关节，突出的椎间盘（图11），后纵韧带钙化或黄韧带增生、肥厚，压迫到人体的中枢颈部脊髓，就会出现单侧或双侧上、下肢行动不便，瘫痪（图12），甚至大小便失禁症状。如果颈部脊髓压迫过久，脊髓会产生变性液化，这种病理改变是不可逆的，因此，瘫

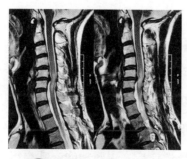

 颈椎曲度反弓，颈5~6间盘突出压迫脊髓

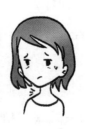

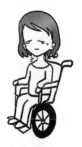

 颈椎病可以引起瘫痪

痪会越来越重，患者丧失劳动能力，甚至生活不能自理。

（蔡泽荣、于小康、王秀光）

8. 为什么颈椎病可以引起神经性胃肠功能紊乱？

答：神经性胃肠功能紊乱是指胃肠功能没有器质性病变，而表现为反酸、嗳气、厌食、恶心、呕吐、剑突下灼热感、食后饱胀、腹部不适或疼痛、肠鸣、腹泻和便秘等胃肠道不适症状，以上症状每遇情绪变化则加重。

那么，胃肠功能紊乱和颈椎病有什么关系呢？一些颈椎病病人因颈椎骨关节位置关系发生异常改变，导致颈椎间盘突出、椎间孔变窄等，刺激邻近的颈交感神经，使得交感神经兴奋性发生异常，继发由其控制的内脏器官功能异常，导致胃肠功能紊乱。当交感神经兴奋性增高时，会抑制胃的蠕动和胃酸分泌，出现胃酸分泌减少、食欲减退、消化不良等症状；当交感神经兴奋性下降时，胃酸分泌和蠕动加快，可出现食欲亢进、多食、胃痛甚至引发胃肠溃疡等情况。

颈椎病引起的神经性胃肠功能紊乱，可在病人的颈部检查到肌肉紧张、压痛，X线拍片显示颈椎生理曲度异常、钩椎关节不对称等。对颈椎病进行治疗后，胃肠功能紊乱会得到改善。当然，诊断颈椎病引起的神经性胃肠功能紊乱时要排除胃肠本身的疾患和其他影响胃肠部交感神经的疾病。

（赵书明、蔡泽荣、王秀光）

9. 为什么脾气暴躁的人往往有颈椎病？

答：脾气暴躁的人都容易生气，时不时无明显原因就发脾气。人在生气时会出现过度的肩式呼吸和胸上式呼吸，表现为呼吸时过度耸肩，肩部的

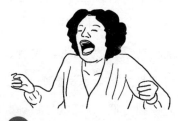

图13 过度的肩式呼吸和胸上式呼吸

斜方肌、肩胛提肌、菱形肌和上胸廓肌肉过度收缩（图13），这些肌肉工作过度，久而久之使颈部两侧肌肉力量失去原有的平衡，继发颈椎椎体产生旋转、位移，颈椎曲度出现异常，颈椎间盘突出，形成颈椎病（图14）。

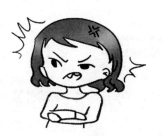
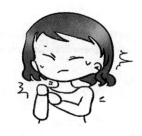

图14 脾气暴躁的人往往有颈椎病

（王慧敏、郭俊彪、肖镇泓）

10. 为什么沉默寡言的人往往有颈椎病？

答：沉默寡言的人一般都性格比较孤僻，很少与人交流，并且性格很内向，行走姿势表现为低头、含胸、肩胛骨耸起等不良姿势，从而使斜方肌、肩胛提肌、胸大肌、胸小肌较为紧张和菱

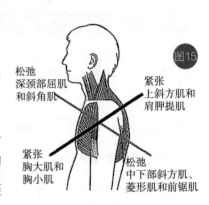

图15

松弛
深颈部屈肌和斜角肌

紧张
上斜方肌和肩胛提肌

紧张
胸大肌和胸小肌

松弛
中下部斜方肌、菱形肌和前锯肌

形肌、前锯肌、中下部斜方肌、颈深屈肌无力松弛，破坏了颈椎的动力稳定系统（图15），从而表现为颈部酸痛、僵硬、颈部活动受限等颈椎病表现。

（王慧敏、郭俊彪、刘孝丰）

11. 为什么颈椎病是常见病、多发病？

答：当今社会，由于电子产品的问世，汽车的普及，导致久坐人群明显增加。久坐后导致位于人体腰椎前缘的腰大肌（图16）和位于人体后面脊柱两侧的竖脊肌（图17）疲劳，腰椎椎体产生旋转，腰椎生理曲度随之发生异常改变。腰椎

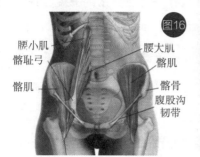

腰小肌
髂耻弓
髂肌
腰大肌
髂肌
髂骨
腹股沟
韧带
图16

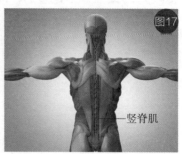

竖脊肌
图17

是脊柱的基础，犹如一棵大树的树根，"树根"异常，"树梢"颈椎随之出现颈椎椎体的旋转，颈椎曲度出现异常，刺激颈部周围的神经、血管，出现各种颈椎病症状。

另外，颈椎周围结构复杂，患颈椎病时可以刺激颈部神经、椎动脉、交感神经节，出现复杂、多样症状，如：颈背部疼痛、头晕头痛、恶心呕吐、吞咽困难、记忆力下降、耳鸣、失眠多梦、视物模糊、手指发麻、上肢无力、胸闷气短、心前区不适、心慌、心动过速、走路发飘、行走困难等。因此，颈椎病是当今社会常见病、多发病。

（王秀光、赵书明、蔡泽荣）

12. 为什么颈椎病又称"颈椎椎曲异常综合征"？

答：我们人在端坐或站立时从侧方看颈部似乎是直的，

但其内的颈椎并不是直的，而是有一向前突出的弧度，这一弧形的突起，在医学上称为"颈椎生理曲度"。在 X 线片上，沿此曲度的走行，在各个颈椎椎体后缘连成的一条光滑的弧形曲线，称之为"颈椎生理曲度"。颈椎生理曲度的形成是由于颈椎间盘前缘厚、后缘薄，这是人体为适应生理的需要，增加颈椎的弹性，起到一定的缓冲震荡的作用，防止大脑的损伤。

颈椎病病人拍照颈椎侧位 X 线片时会显示颈椎生理曲度发生异常改变，或变浅（图 18），或消失（图 19），或反弓（图 20），或加大（图 21），所以颈椎病又称"颈椎椎曲异常综合征"。

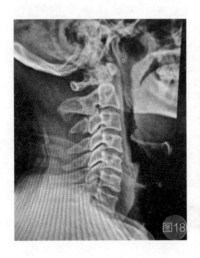
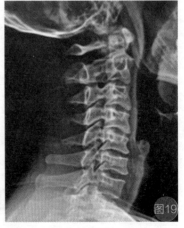

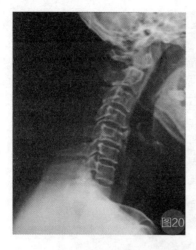

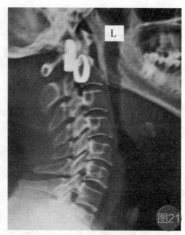

（王秀光、赵书明、金杨仁）

13. 为什么久坐的人群容易患颈椎病？

答：许多人很纳闷：我整天坐办公室，没有参加任何剧烈的运动，也没有干什么重体力劳动，怎么会得颈椎病呢？

韦以宗教授等曾经做过一个试验，选 16~25 岁健康男女共 28 位，行动态颈腰椎 X 线照片观察，分析人体颈椎和腰椎之间的相互关系。首先对 28 位健康青年拍摄站立位颈腰椎正侧位 X 线片（图 22），然后让他们在拍片室外端坐 1 小时，再拍站立位颈腰椎正侧位 X 线片（图 23）。通过对照颈腰椎前后 X 线片，发现端坐 1 小时后腰椎生理曲度变小、消失，颈椎生理曲度也相应变小、消失。原因是：人端坐 1 小时后，

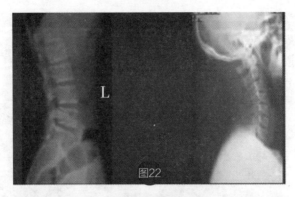

图22

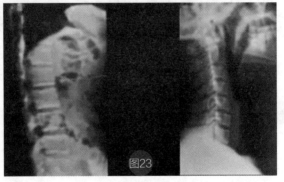

图23

因髋关节屈曲，维持人体腰椎生理曲度的腰大肌松弛，腰椎曲度受脊柱后面两侧竖脊肌的牵拉而变浅、消失，再通过连接整条脊柱的前、后纵韧带和棘间、棘上韧带，将力向上传导，带动颈椎生理曲度变化，进而维持了人体中轴力线的平衡。

由此可见，久坐人群，因为腰大肌松弛，腰椎曲度变小、消失，颈椎曲度也随之变小、消失；同时，腰椎旋转、侧弯后，人体为维持中轴力线平衡，胸椎会反向旋转、侧弯，到颈椎又向反方向侧弯，由此，导致颈椎椎体旋转、侧弯，椎曲异常，引发颈椎病。

（赵书明、金杨仁、王秀光）

14. 为什么长期用电脑鼠标的人易患颈椎病?

答：人体的颈椎能够向各个方向活动，主要依靠颈背部周围的肌肉、韧带，其中，最主要的肌肉有肩胛提肌、菱形肌（图24）和前中后斜角肌（图25）。

韦以宗教授等曾通过X线照片动态观察得出人的上肢运动可带动胸椎、颈椎活动。首先，选择一位颈椎正位X线片显示棘突无明显偏歪者（图26），让他右上肢上举，拍照颈椎正位X线片显示颈椎和上段胸椎棘突发生向右侧偏、向左侧弯改变（图27）。这是因为当人的右上肢上举时，由于右侧

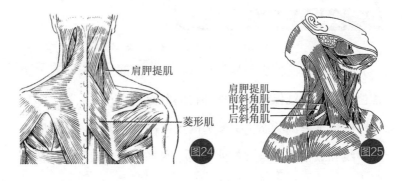

肩胛提肌

菱形肌

图24

肩胛提肌
前斜角肌
中斜角肌
后斜角肌

图25

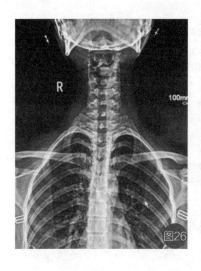
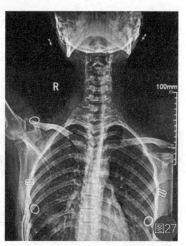

肩胛提肌、菱形肌和斜角肌的收缩，导致颈椎和上段胸椎棘突发生向右侧偏、向左侧弯改变，当右上肢下垂时则出现向相反方向的运动。由此可见，上肢的任何运动都可带动胸椎、颈椎，这也是长期用电脑鼠标的人容易患颈椎病的原因。

（王秀光、赵书明、金扬仁）

15. 为什么枕高枕容易患颈椎病？

答：我们枕枕头的目的是承托住头颈部，维持头颈部正常位置，这样既保证了颈椎外在的肌肉平衡，又保持了颈椎管内的生理解剖状态。头颈部的正常位置是说人体侧卧时头正中线和颈椎应该与脊柱处于同一水平线上，仰卧位时枕头放在颈部下方，向上托住颈椎，维持颈椎本身向前的生理曲度（图28）。因此，选择高低合适的枕头可以保护颈椎。

人们常说"高枕无忧"，那么枕头太高真的很好吗？医学上认为，枕头过高容易导致颈椎病。当人们仰睡时枕高枕会使颈椎后面肌群处于紧张、收缩状态，侧睡时枕高枕会使颈部贴近枕头侧肌群处于紧张、收缩状态。日久均可导致紧张肌肉局部血液循环差，颈椎两侧肌肉失去原有的平衡，继发颈椎钩椎关节紊乱，骨关节旋转移位，颈椎生理曲度消失、反弓，刺激或压迫椎动脉、交感神经、脊髓等，出现颈椎病症状。

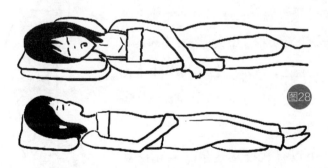

图28

（王秀光、张姗、金扬仁）

16. 为什么颈背部受凉后易诱发颈椎病？

答：颈背部受凉后会引起颈背部周围的肌肉收缩、痉挛，血液循环差，进而产生肌肉紧张、粘连，颈部两侧肌肉失去原有平衡后继发颈椎骨关节旋转、位移，颈椎曲度异常，刺激或压迫颈神经、椎动脉、交感神经、脊髓等，出现颈椎病症状。

（张姗、王秀光、金扬仁）

17. 为什么《灵枢》说"厥头痛，项先痛，腰脊为应"？

答：厥头痛，是病证名，指因手部经脉气机运行逆乱所致的头痛。"厥头痛，项先痛，腰脊为应"，是说这种头痛病症，在颈背部先出现疼痛不适，并且在腰骶部也会出现不适的反应。"厥头痛，项先痛，腰脊为应"是 2000 多年前中医经典著作《灵枢》中关于脊柱疾病发病规律的记述，认为脊柱疾病可以上下传输，相互影响，这也是现代临床脊柱病常见的现象。

韦以宗教授从达尔文进化论观点入手，根据脊柱四个生理弯曲（图29）力的作用线和牛顿第一、第三定律，求得了人体脊柱矢状面之平行四边形轮廓应力图（图30），通过平行四边形法则演算出影响脊柱稳定性的

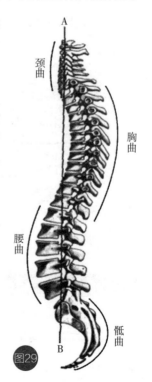

A

颈曲

胸曲

腰曲

骶曲

B

图29

力学数据，从而找到中医"厥头痛，项先痛，腰脊为应"上病下应及其整脊疗法的力学理论依据。他通过对人类和四足动物的脊柱形态、结构和功能进行比较，发现了四足动物的颈椎虽然和人类一样都是7块，但形态结构与人类不同，没有人类的颈 4~5 椎前凸的颈椎曲度（图 31），四足动物整个颈椎几乎是一直线运动，与头及胸椎相连如"Z"状（图 32），大范围的屈伸主要发生于颈 6、7 与胸椎相邻之关节，胸椎有向背之椎曲，其曲度延续至尾椎。脊柱轮廓应力图从四足动

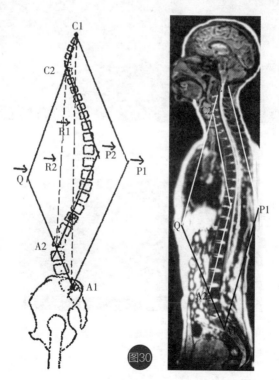

图30

物的长方形进化为双足站立的平行四边形，根据平行四边形对顶角相等的定律，得出腰骶关节紊乱、腰骶角增大，常常合并有寰枢关节错位故引起头痛的结论。所以，该原理有望成为中医脊柱病上病下应及其整脊疗法的力学理论依据。

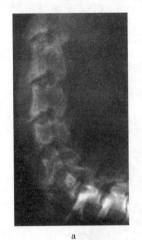
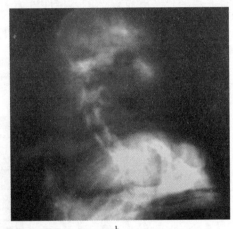

a   b

图31 四足动物狗（a）和羊（b）的颈椎X线片

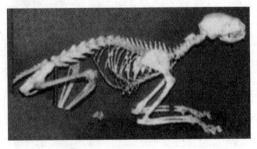

图32 脊椎动物（猴）的脊柱

（王秀光、张姗）

18. 为什么韦以宗说颈椎病骨关节紊乱的主要病因不在颈椎？

答：中医整脊科的核心理论是椎曲论和脊柱圆运动规律。所谓椎曲论是根据天人合一的生化观和达尔文进化论研究人体脊柱的四个生理弯曲，结果发现人类新生儿脊柱和四足哺乳动物即猪、狗、猫、猴子的脊柱一个样，颈椎没有向前的弯曲，腰椎也没有向前的弯曲（图33）。人类儿童出生后6个月开始坐立，腰椎才出现向前的弯曲（图34），到1周岁左右能站立行走后，颈椎才出现向前的弯曲（图35），人类脊柱的腰椎生理曲度和颈椎生理曲度是人类与动物的区别。这两个弯曲决定了脊髓、脊神经、交感神经的走行，以及肌肉韧带的走向和五脏六腑的定位，也决定了颈椎椎动脉的位置。所以，颈腰椎曲是生理解剖的表现，是人类后

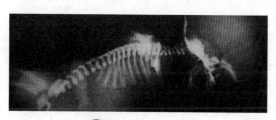

图33 人类新生儿脊柱

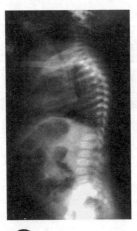 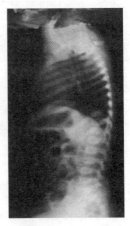

图34 6个月儿童的脊柱　　图35 1岁儿童的脊柱

天的自然系统。所有颈腰椎病都是由于这两个弯曲紊乱引起的。

　　另一方面，人类站立在地球上，顶天立地，脊柱是中轴（图36），即从背后看，如果腰椎向左侧弯了，下段胸椎就向右侧弯找平，上段胸椎再向左弯，到颈椎就向右侧弯了（图37），这样头颅与骨盆才能保持平衡。从侧面看，人类的脊柱有四个生理弯曲，即颈椎向前弯，胸椎向后弯，腰椎向前弯，骶尾椎向后弯。这个中轴以腰椎为基础，也就是说，腰椎改变必定带动胸椎、颈椎改变。所以，韦以宗根据脊柱的运动力学规律提出颈椎病骨关节紊乱的主要病因不在颈椎，而是源自胸椎和腰椎。

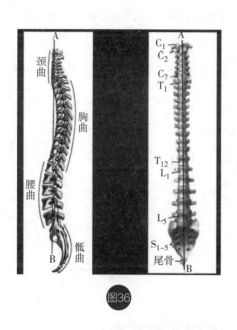

图36

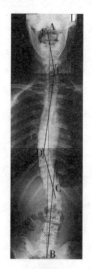

图37

（王秀光、张姗）

19. 为什么说骨质增生不是颈椎病的主要病因？

答：骨质增生俗称"骨刺"，它是人体正常的退行性改变，就像我们人年龄大了头发要白、脸上要长皱纹一样，是人体衰老的过程。

颈椎骨质增生是指颈椎骨关节边缘上由于长期慢性损伤引起瘢痕组织增生，天长日久可产生钙质沉着变成骨质而形成骨刺。它是中老年人骨关节的生理性退行性变化，是人体衰老的必然结果。它的形成与不同年龄、职业的人骨关节及椎体承受的压力和解剖生理特点有着密切的关系。如果颈椎增生的骨质没有刺激颈部的神经、血管、脊髓，就不会出现临床症状，就不是疾病，这时的颈椎骨质增生是一种状态。而颈椎病属于疾病，其发病主要是由于长期久坐、受寒凉、姿势不正确等原因导致颈椎骨关节紊乱、生理曲度异常，刺激了颈部的神经、血管和脊髓引起的一系列不舒服的临床症状。由此可见，骨质增生不是颈椎病的主要病因。

（王秀光、欧庆章、张姗）

20. 为什么颈椎病又称"颈椎不稳症"？

答：狭义的"颈椎病"又称"颈椎椎曲异常综合征"，是指慢性劳损，颈部肌力失衡，导致颈椎椎体旋转、椎曲异常、椎间孔变窄，刺激颈神经、臂丛神经和相邻的交感神经、椎动脉而引起的一系列症候群。因为颈椎病主要病因病理是椎体的旋转、倾斜，导致颈椎钩椎关节、关节突关节紊乱，因此颈椎病又称为"颈椎不稳症"。

（王秀光、朱超平、张姗）

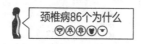

21. 为什么颈椎病发病越来越年轻化?

答：颈椎病的发病主要原因是长时间久坐。当今社会，由于电子产品的不断问世，人们看电视、使用电脑、手机越来越频繁，就连小学生都要人手一部手机，完成学校布置的网上作业，时不时地玩玩游戏，年轻人长期使用手机沟通、交流、开会，长时间坐在电脑前办公。加之现在人们懒惰，依赖汽车出行，导致人们每天坐的时间太长，肌肉劳损，颈部力学失衡，罹患颈椎病。因此，颈椎病发病越来越年轻化。

（张姗、吴威强、王秀光）

22. 为什么颈椎病比腰椎病发病率高?

答：人体的脊柱犹如一座楼房的大梁，对人体起着非常重要的作用。脊柱骨在幼年时有 33 块，即颈椎 7 块、胸椎 12 块、腰椎 5 块、骶椎 5 块和尾椎 4 块。成年后，骶椎和尾椎分别融合成 1 块，即骶骨 1 块和尾骨 1 块，因此成年人的脊柱骨共 26 块（图 38）。颈椎和腰椎活动范围比较大，胸椎因有肋骨固定，活动范围较小。人体脊柱的骨骼自上而下逐渐变大，腰椎骨最大，颈椎骨最小。此外，颈椎的椎管比腰椎

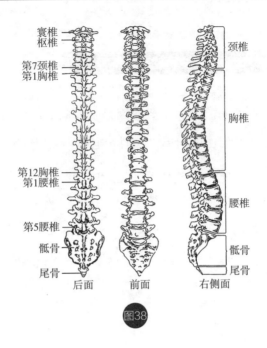

寰椎
枢椎
第7颈椎
第1胸椎

颈椎

胸椎

第12胸椎
第1腰椎

腰椎

第5腰椎

骶骨

骶骨

尾骨

尾骨

后面　　　前面　　　右侧面

图38

椎管小，其神经根紧贴椎间孔的脊髓发出，而且颈椎骨的结构比腰椎骨复杂，其有横突孔，椎动脉穿行于各颈椎横突孔。因此，临床上颈椎骨一旦有一点旋转、位移、椎间盘突出，就会使椎动脉、神经根受压，出现头晕、头痛、颈肩痛、上肢麻木等颈椎病症状。腰椎就不同了，腰椎的椎管比颈椎大，神经根孔也比颈椎大，而且第2腰椎以下是马尾神经，腰椎轻度的旋转、位移，椎间盘突出不会刺激到神经产生症状。所以，颈椎病比腰椎病发病率高。

（王秀光、欧庆章、于小康）

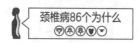
23. 为什么颈椎病病人左右看不到自己的肩？

答：正常人的颈椎向左、向右可以有 60°~80° 的旋转（图39），也就是说一个正常的人，当两眼平视、身体保持直立不动时，颈椎向左、向右旋转，下颌角可以贴近同侧的肩，能

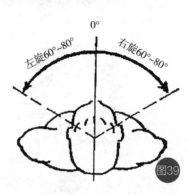

够看到自己同侧的肩。患有颈椎病时，因为颈椎两侧的肌肉，主要是斜角肌、胸锁乳突肌、肩胛提肌和斜方肌（图40~图42）

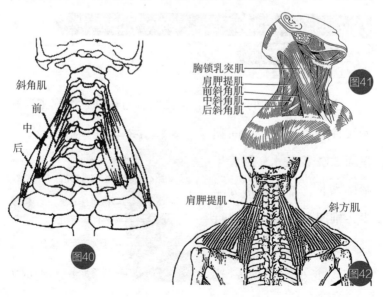

的肌力失去其原有的平衡，导致颈椎椎体旋转、位移，颈椎曲度消失、反弓，颈椎活动受限，因此，患者左右旋转时看不到自己的肩部（图43）。

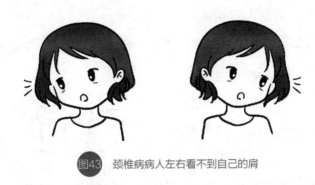

图43 颈椎病病人左右看不到自己的肩

（王秀光、欧庆章、于小康）

24. 为什么颈椎病病人活动颈椎时经常出现响声，转下头就舒服？

答：我们脊椎的骨头和骨头之间都有椎间盘，它主要起着缓冲外力作用。椎间盘里面80%都是水，随着年龄的增长，椎间盘水分减少，椎间盘就会产生退行性改变，导致椎体与椎体间间隙变小（图44），这

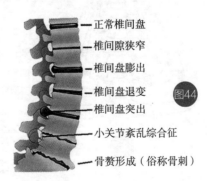

正常椎间盘
椎间隙狭窄
椎间盘膨出
椎间盘退变
椎间盘突出
小关节紊乱综合征
骨赘形成（俗称骨刺）

图44

就是人老了个头变矮的原因。

　　颈椎病病人或因颈椎椎间盘膨出、突出，或因颈椎骨关节紊乱、关节间隙变小、椎曲异常等刺激或压迫椎动脉、颈神经和颈脊髓，导致颈部肌肉、韧带、关节囊血液循环差，弹性下降，颈椎活动时项韧带与棘突产生分离或关节突关节在滑囊内滚动摩擦，出现响声。转一下头，颈椎活动后，血液循环暂时增加，颈背部就有舒服感（图45）。

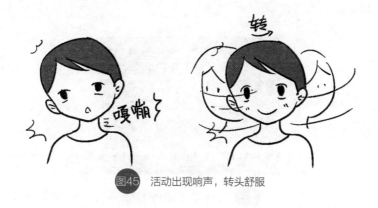

图45　活动出现响声，转头舒服

（王秀光、朱超平、于小康）

25. 为什么锁骨高低不对称是颈椎病的重要体征?

　　答：锁骨位于胸廓上第一肋骨的上缘，是连接上段颈椎横突前缘的斜角肌和连接颅骨乳突的胸锁乳突肌附着点。锁骨内侧与胸骨上端构成胸锁关节，外侧与肩峰构成肩锁关节。

当胸廓和上肢运动时，可以带动肩锁关节和肩峰关节活动。

锁骨高低不对称是指人体两侧的锁骨出现一前一后或一高一低的改变，又称"锁骨高低征"（图46）。人体患颈椎病时，由于颈椎的旋转、侧弯，椎曲异常，通过斜角肌和胸锁乳突肌的牵拉，继发胸廓旋转、倾斜，表现为"锁骨高低征"。因此，锁骨高低不对称是颈椎病的重要体征，我们可以通过观察两侧锁骨是否等高，知道其胸椎和颈椎是否有侧弯，判断其是否患有颈椎病。

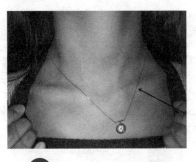

图46　箭头所示处左侧锁骨高

（王秀光、吴威强、于小康）

26. 为什么颈椎病病人会出现肩胛骨高低不对称？

答：肩胛骨高低不对称是指位于人体背部的两个肩胛骨不等高，又称"双肩高低征"（图47）。肩胛骨通过前后锯肌、大小菱形肌与上段胸椎、肋骨相连。颈椎上段的旋转、侧弯，

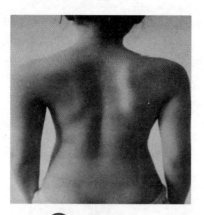

图47　肩胛骨右高左低

通过附着于颈椎横突的斜角肌牵拉，继发胸椎侧凸，使由肋骨组成的胸廓倾斜，导致肩胛骨倾斜、上耸，出现肩胛骨高低不对称。另外，颈椎上段的旋转、侧弯，可以直接通过起于颈椎横突后缘，止于肩胛冈，与肩带相连的肩胛提肌牵拉，产生两侧肩胛骨高低不对称。可见，颈椎病病人会出现两侧肩胛骨高低不对称。

（王秀光、欧庆章、于小康）

27. 为什么颈椎病病人桡动脉试验可为阳性？

答：桡动脉试验（图48）是韦以宗教授于1995年提出的，因此又称"韦氏桡动脉试验"。其检查方法是站立位下，医生

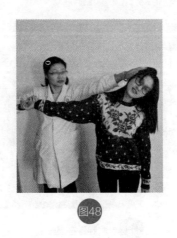

图48

先用一手摸到病人一侧的桡动脉（中医切脉部位），然后用另一手推病人的头颈往对侧，如果桡动脉搏动减弱或消失为阳性，如果桡动脉搏动不发生改变为阴性。

颈椎上段骨关节紊乱或寰枢关节错位的颈椎病病人，做此项检查，将头颈推向对侧时加重了颈神经损伤，颈上交感神经节和颈动脉神经节同时受到刺激，抑制了动脉搏动，会出现桡动脉搏动减弱或消失。因此，临床上桡动脉试验阳性多见于寰枢关节错位或颈椎上段骨关节紊乱的颈椎病病人，是辨别病人出现头晕头痛、耳鸣眼花、咽喉不适、心悸怔忡等症状是否为颈椎病引起的重要体征。

（王秀光、于小康、金扬仁）

28. 为什么颈椎反弓的颈椎病病人要检查膝腱反射?

答:膝腱反射是以叩诊锤叩击膝盖骨下方的膝腱而得,结果是股四头肌收缩,小腿伸展(图49)。病人可选择仰卧或坐位,医生站在病人的右侧较为方便,让病人将一腿放在另一腿上,使腿弯曲成钝角,下肢肌肉完全放松,右手持叩诊锤叩击膝腱,如果小腿伸展特别活跃,为膝腱反射亢进,为腰椎上段病变或上运动神经元损伤。

颈椎反弓的颈椎病病人,容易导致颈椎管腔变窄,继发脊髓受压、上运动神经元损伤,膝腱反射亢进。因此,在中医整脊科,遇见颈椎反弓的颈椎病病人一定要检查膝腱反射,最好是坐位检查,排除颈椎管狭窄症;同样,如果检查膝腱反射亢进,一定要进一步检查颈椎是否有颈椎管狭窄。

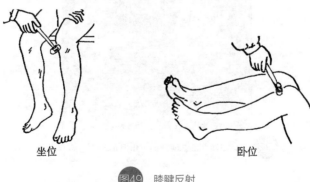

坐位　　　　　　　　　卧位

图49　膝腱反射

　　如患者唐某，女，71岁，主因"双下肢麻痛、无力2年余"至北京多家医院就诊，经行腰椎MRI检查、腰椎X线检查后均诊断为"腰椎管狭窄症"，行腰部推拿、针灸及正骨治疗，不见好转，来北京昌平区光明骨伤医院就诊，查膝腱反射双侧亢进，拍颈椎正侧位片（图50）和颈椎MRI（图51），确诊为颈椎管狭窄症。

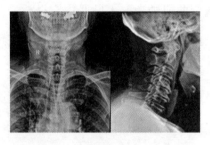

图50　颈椎正侧位X线片示颈椎旋转侧弯，颈曲反弓，呈V级椎曲

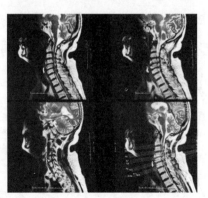

图51　颈椎MRI显示颈椎多个椎间盘突出、椎管狭窄

（王秀光、欧庆章、于小康）

29. 为什么中医整脊治疗颈椎病时必须拍摄颈椎 X 线片？

答：许多颈椎病病人来就诊时说："医生，我颈椎不舒服，您给我揉揉吧？"或者说："医生，我颈椎病犯了，您给我扎两针吧？"这是对自己不负责任的做法。有些颈椎病可以通过揉揉、针灸、走罐、拔罐等得到缓解，但是，在没有颈椎 X 线片的情况下，不能明确诊断，不能判断颈椎骨关节紊乱具体部位及病情轻重程度，更不能排除颈椎先天畸形。如果颈椎有齿状突基底部闭合不全（图 52）、齿状突缺如（图 53）、寰椎侧块缺如（图 54）、融合椎（图 55）、棘突闭合不全（图 56）等情况，在未拍颈椎 X 线片情况下行按摩手法，会出现意外情况，严重者可能导致截瘫。

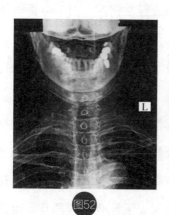

图52

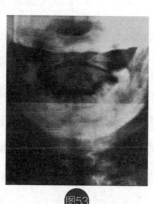

图53

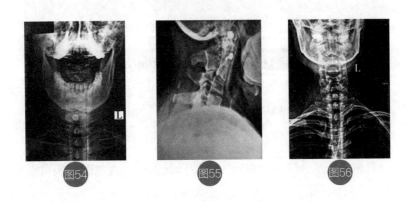

图54　　　　　图55　　　　　图56

　　还有些病人看病时带着颈椎 CT 或者颈椎 MRI，当医生让他拍颈椎 X 线片时，会感到不解，认为颈椎 CT 或者颈椎 MRI 已经很清楚了，为什么还要拍颈椎 X 线片？其实，颈椎 X 线片拍摄的体位和所要观察的内容与颈椎 CT 或者颈椎 MRI 完全不同。一方面，我们知道拍摄颈椎 CT 或 MRI 时均为卧位，这个体位因没有地心引力，颈椎周围的韧带、肌肉没有正常工作，不能真实体现颈椎骨关节异常情况。另一方面，拍摄颈椎 CT 或 MRI 的主要目的是了解颈椎间盘病变及椎间盘对神经根的压迫程度，中医整脊治疗颈椎病主要是纠正颈椎骨关节异常，而不是治疗椎间盘。颈椎 X 线片是在站立位下拍摄的，颈椎周围韧带和肌肉正常工作，可以真实体现颈椎骨关节异常情况；另外，颈椎 X 线片可以观察到颈椎骨关节整体情况，如：钩椎关节、关节突关节是否对称，寰枢椎是否错位，颈椎曲度是否异常，有无先天性骨结构异常。由此可见，治疗颈椎病时必须拍摄颈椎 X 线片。

（王秀光、于小康、吴威强）

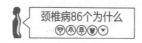

30. 为什么判断颈椎椎曲是否正常，颈椎侧位 X 线片下颌角必须对应第 2 颈椎下缘？

答：判断一个颈椎病病人的颈椎生理曲度是否正常，首先要看这个病人的颈椎侧位 X 线片是否为标准的颈椎侧位 X 线片。标准的颈椎侧位 X 线片，要求下颌角必须对着第 2 颈椎下缘（图 57、图 58），下颌角在第 2 颈椎以上或第 3 颈椎以下的颈椎侧位 X 线片都不能用来判断这个颈椎曲度是否正常。

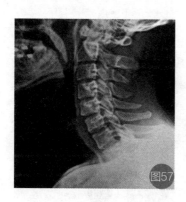

图57

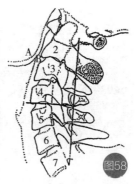

图58

（王秀光、于小康、吴威强）

31. 为什么颈椎病病人拍照颈椎 X 线片时必须照张口位?

答: 人体第 1 颈椎又称"寰椎", 第 2 颈椎又称"枢椎", 当拍照颈椎正位 X 线片时寰枢椎会被头颅挡住, 因此不能清晰地显示这两个椎体组成的关节情况, 就不能判断这两个椎体组成的关节位置关系是否正常。只有在张口时拍照 X 线片才能清楚观察到寰椎侧块和枢椎齿状突形态 (图 59), 看寰椎侧块有无缺如, 枢椎齿状突有无骨折或缺损等; 观察到寰枢椎组成的关节位置关系是否正常, 看寰枢关节有无错位、脱位情况。由此可见, 拍照颈椎 X 线片时必须照张口位。

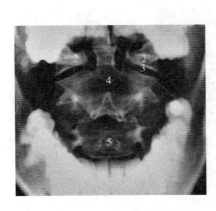

1: 枢椎之齿突
2: 寰枢之侧块
3: 寰枢关节
4: 枢椎之椎体
5: 第 3 颈椎

图59

(王秀光、于小康、欧庆章)

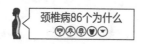
32. 为什么有些颈椎病病人行颈椎 CT、MRI 检查会显示无异常?

答:大家都知道颈椎病病人如果卧位休息后症状会得到缓解,坐位及站立行走后症状加重,这是因为我们人体坐位及站立行走时肌肉处于紧张的工作状态,加之地心引力作用。同样道理,做颈椎 CT、MRI 检查都是在卧位下进行的,这个体位颈背部肌肉处于放松状态,没有地心引力,检查结果不能真正体现病人的病情;进一步讲,卧位行颈椎 CT、MRI 检查没有颈椎间盘病变,站立时有可能出现颈椎间盘膨出或突出情况。另外,颈椎 CT、MRI 的检查目的主要是了解颈椎椎间盘是否有病变,颈椎 CT 虽然可以扫描到颈椎骨骼,但只是局部的、静止的,无法从整体上看出颈椎是否有棘突侧偏,颈椎曲度异常。临床上,颈椎病不全是因为颈椎椎间盘突出引起的,因此,有些颈椎病病人行颈椎 CT、MRI 检查显示无异常。

(刘孝丰、王慧敏)

33. 为什么颈椎病会引起眩晕?

答:眩晕即头晕目眩,是自己感觉失去平衡,有站立不稳或视物转动的症状。椎动脉是大脑血液供应的主要来源，占总数的 10%~15%，当患颈椎病时，颈椎骨发生位移，颈椎生理曲度产生异常，导致各颈椎的横突孔不在同一条线上，直接压迫或刺激穿行于颈椎横突孔的椎动脉，使椎动脉血流量减少，导致大脑供血不足，出现头晕目眩症状。另外，颈椎骨移位、生理曲度异常后还可刺激到颈椎旁边的交感神经及本体感觉，产生眩晕症状。临床上将颈椎骨移位、椎曲异常引起的头晕称为"颈脊源性眩晕症"，这种眩晕特点是随头颈部体位改变而诱发或加重，恢复姿势则能缓解，故称"体位性眩晕"。

（刘孝丰、王慧敏）

34. 为什么颈椎病会引起头痛？

答：颈椎病引起的头痛，主要是由于椎动脉或者枕大神经受到刺激、牵拉或压迫导致。颈椎病患者的颈椎骨关节紊乱、生理曲度异常，使穿行于颈椎横突孔的椎动脉发生迂曲，受到刺激和压迫，血流不畅，头部血液供应不足，导致头部因缺血而痛。另外，颈椎骨关节错位，导致枕大神经受压，出现枕大神经支配区头痛。颈椎病引起的头痛多为后枕部及偏头痛，常常是间歇性发作，休息或头颈部体位改变可缓解。

（刘孝丰、王慧敏）

35. 为什么颈椎病会引起血压不稳?

答:血压不稳是指血压出现忽高忽低的改变, 没有规律, 波动不稳的情况。颈椎病引起的血压不稳与颈椎活动有关, 主要是由于颈部外伤、劳损、感受风寒、颈椎退变等因素, 使颈椎间组织失稳或错位, 或颈背部肌肉韧带失去原有的平衡, 导致颈椎骨关节紊乱, 颈椎曲度异常, 直接或间接刺激颈交感神经、椎动脉, 引起脑内缺血、血管舒缩中枢功能紊乱, 出现血压不稳。

据资料统计, 颈椎病引起血压不稳的发病率约占颈椎病的6%, 占人群高血压发病率的21.9%。高血压约是低血压的10倍, 多发生于中老年人。颈椎病引起的血压不稳口服治疗血压异常的药物效果不佳, 经过治疗颈椎病后血压不稳明显改善。

(郭俊彪、王慧敏)

36. 为什么颈椎病会引起耳鸣、耳聋?

答:耳鸣是指人们在没有任何外界条件刺激下所产生的异常声音感觉, 常常是耳聋的先兆, 因听觉机能紊乱而引起。如果是耳部病变引起的耳鸣常常与耳聋或眩晕同时存在, 由其他因素引起的耳鸣则可不伴有耳聋或眩晕。

耳聋是指人体听觉系统中传导声音、感觉声音及听觉传导通路中的听神经和各级中枢发生病变，引起的听觉功能障碍，产生不同程度的听力减退。根据听力减退的程度不同，可分为重听、听力障碍、听力减退、听力下降等。

人体颈椎因为急、慢性损伤或者退行性改变，导致骨关节发生位置改变，刺激或压迫椎动脉、颈脊神经、交感神经，使得椎 – 基底动脉系统供血不足或迷路动脉血管反射性痉挛，均可继发内耳血液循环障碍，引起耳鸣、耳聋症状（图60）。如果是青壮年颈椎病病人，因为肌肉、韧带弹性好，颈椎骨关节移位位置异常不严重，血管弹性好，所以内耳血液循环障碍多表现为血管痉挛，经过治疗颈椎病后耳鸣、耳聋恢复快。而老年颈椎病病人，由于颈椎骨关节退行性改变及骨关节移位严重，加之血管已经有不同程度的动脉硬化，因此，

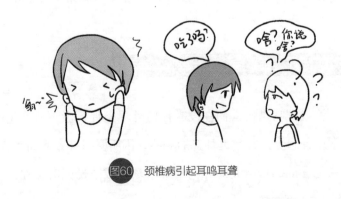

图60　颈椎病引起耳鸣耳聋

内耳血液循环障碍严重，且呈慢性过程，即使颈椎骨关节移位治疗好了，耳鸣、耳聋恢复也慢，甚至只能改善。

（郭俊彪、王慧敏）

37. 为什么颈椎病会引起眼胀、眼花？

答：眼胀是指看东西时眼睛容易疲劳、酸胀不适。眼花是指看东西时模糊不清楚。颈部遭受外伤或感受寒凉或长期慢性劳损等原因，造成颈背部两侧肌肉、韧带失去原有的平衡，导致颈椎椎体旋转、倾斜、位移，其正常位置发生改变，达到一定程度和时间后，压迫或牵拉颈上交感神经节，可使其发出的节后纤维颈内动脉神经兴奋性增高，致使颈内动脉产生痉挛。眼部的血液供应主要来源于颈内动脉，颈内动脉痉挛后导致眼部组织缺血，引起眼胀、眼花。另外，颈椎椎体旋转、倾斜、位移，也可压迫、刺激椎动脉，导致头面部血液供血不足，引起眼胀、眼花。

（郭俊彪、王慧敏）

38. 为什么颈椎病会引起记忆力下降？

答：记忆力下降是指记东西比平时慢，而且容易忘，严

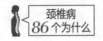
重者会出现刚刚把东西放那里，过一会就忘记了，经常有丢三落四情况发生（图61）。

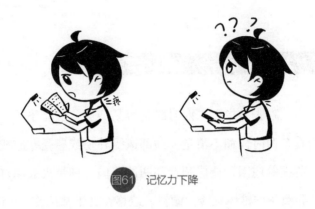

图61　记忆力下降

人体的椎动脉穿行于颈椎各横突孔中，它与基底动脉以及它们的分支统称为椎-基底动脉系统（图62）。椎-基底

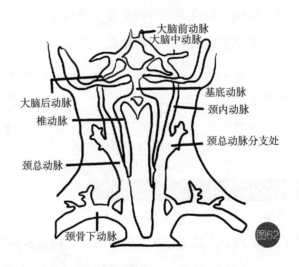

大脑前动脉
大脑中动脉

大脑后动脉
椎动脉

基底动脉
颈内动脉

颈总动脉分支处

颈总动脉

颈骨下动脉

图62

动脉系统是人体脑部血液供应主要来源，可见颈椎是人体脑部血液供应的必经之路，只有通过颈椎血液上行到脑部，才能保证脑供血充足。当颈椎出现问题，如颈椎关节错位、椎曲紊乱等，导致椎动脉受压时，人体就会出现脑供血不足，脑细胞缺乏营养，久而久之就会引起记忆力下降。

（刘玉国、王慧敏、蔡泽荣）

39. 为什么颈椎病会引起失眠？

答：失眠通常是指睡眠时间少，和（或）睡眠质量不高，并影响白天生活和工作的一种主观感受。主要有以下表现：入睡困难，躺在床上翻来覆去睡不着；不能熟睡，容易被惊醒，对声音、灯光敏感；因某种原因醒后无法再入睡；睡着后做梦多，频频从噩梦中惊醒，自感整夜都在做噩梦；不口服安眠药不能入睡；睡觉醒后还是无精打采，总感觉没睡醒，精力没有恢复。人长时间的失眠会导致神经衰弱和抑郁症，神经衰弱后又会加重失眠（图63）。

人们因为长期久坐致颈背部肌肉劳损或者颈背部受到风寒湿侵袭后，颈部两侧肌肉失去原有的生理平衡，继发颈椎骨关节紊乱、移位，颈椎曲度发生异常改变，刺激或压迫椎动脉、颈部交感神经节。人体的交感神经与副交感神经功能

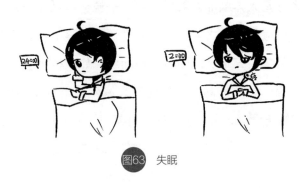

图63 失眠

是相反的，正常情况下就像天平两端的砝码一样，相互平衡。当人体的交感神经和副交感神经处于平衡状态时，人体就相安无事，而当交感神经兴奋，脑细胞就兴奋、活跃，不易入睡。此外，椎动脉受到刺激或压迫后产生扭曲、痉挛，使得椎－基底动脉供血不足，反射性地使大脑中枢的兴奋性增高，也会导致失眠。经临床观察，患有顽固性失眠和神经衰弱的人70%以上都患有颈椎病，如果单纯针对失眠进行治疗，不去治疗颈椎病，最后可能会导致严重的抑郁症或精神失常。

（刘玉国、王秀光）

40. 为什么有的妇女月经来潮时会出现颈椎痛？

答：妇女月经来潮时，由于子宫内膜充血，刺激走行于腹腔内的腰大肌，引起腰大肌紧张、痉挛，腰大肌牵拉腰椎骨，使其产生旋转、位移。人体脊柱是一个有机整体，颈椎和腰椎的关系相当于一棵树的树梢与树根，腰椎骨的旋转、位移会继发颈椎骨的旋转、位移，颈椎关节紊乱，刺激颈背部神经，产生颈椎痛症状。

（郭俊彪、王慧敏）

41. 为什么颈椎病会引起面部抽搐？

答：面部抽搐是指面部不自主抽动，不能控制（图64）。人体的面部肌肉是由面神经支配，由于面神经在穿出面神经管后其走行的线路毗邻第1、2颈椎横突的前缘，故在上段颈椎发生错位和周围软组织损伤时可使面神经受到刺激或挤压，引起支配区域的面部肌肉兴奋性增加，从而引起面部肌肉抽搐。

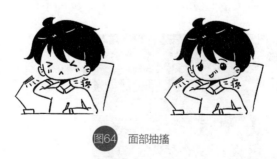

图64　面部抽搐

（王慧敏、刘玉国）

42. 为什么没有遇到困难事而整天"愁眉苦脸"往往是颈椎病引起的症状？

答：患有颈椎病时，因为颈椎椎体旋转、位移，颈椎曲度异常，激惹或压迫颈椎附近的交感神经节，从而出现相应的交感神经变化，例如：失眠健忘、血压波动、心律不齐等；还有患颈椎病时，由于穿行于颈椎横突孔的椎动脉受到扭曲或压迫，继发脑供血不足，脑细胞长期得不到营养会出现精神症状，如神经衰弱、精神抑郁等。

病人如果出现上述症状找不出病因或者疏于治疗，长期受到病痛的折磨，令其难以正常的生活、学习和工作，常常需要跟疾病做斗争。此外，患颈椎病后，刺激交感神经节，可以出现交感神经症状，表现为情绪不稳，对生活工作失去耐心，给别人的感觉是整天愁眉苦脸，闷闷不乐（图65）。

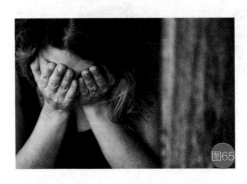

图65

（郭俊彪、王慧敏）

43. 为什么颈椎病可以出现阴阳脸?

答:患有颈椎病时,因为颈椎椎体旋转、位移,颈椎曲度异常,使穿行于颈椎横突孔的椎动脉产生扭曲或压迫,继发头面部血液供应不足,面神经失去营养。如果一侧椎动脉发生扭曲或受压,则导致该侧面神经支配的面部肌肉发生萎缩,表现为脸部两侧肌肉明显不对称,一边脸大、一边脸小的"阴阳脸"(图66)。

如果所患颈椎病的病因是寰枢关节偏移,也就是说第1、2颈椎位置关系发生异常,使走行于第1、2颈椎横突前缘的面神经受到刺激或者挤压,引发面神经支配区域的肌肉功能障碍,出现面部肌肉一侧萎缩,可表现为一边脸大、一边脸小的"阴阳脸"。

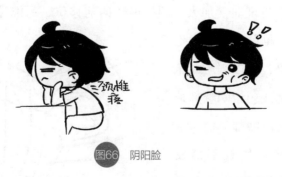

图66 阴阳脸

(刘玉国、朱超平、王慧敏)

44. 为什么颈椎病可以引起慢性咽炎?

答:慢性咽炎是指咽黏膜的慢性炎症,表现为咽部不适,咽部发痒、发干,有异物感或轻度疼痛、干咳,常有清嗓动作,恶心,咽部充血呈暗红色等症状(图67)。

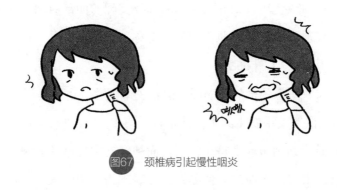

图67 颈椎病引起慢性咽炎

人体的咽部紧靠颈椎前缘(图68),因此颈椎的病变,如颈椎生理曲度加大、颈椎椎体向前移位、颈椎骨关节位移、颈椎前缘骨质增生明显等,可以刺激或压迫咽部或刺激咽喉部神经,造成咽部炎症、水肿,从而导致咽部发炎,久而久之就会形

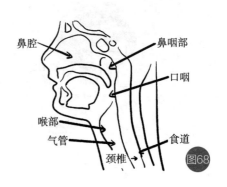

鼻腔
鼻咽部
口咽
喉部
气管
食道
颈椎
图68

成慢性咽炎。

（肖镇泓、刘玉国）

45. 为什么颈椎病会引起恶心、呕吐？

答：当今社会，颈椎病已经是常见病、多发病了，而恶心、呕吐症状是消化系统疾病的常见症状，但是有些恶心、呕吐可能是颈椎病引起的（图69）。为什么颈椎病能引起恶心、呕吐症状呢？

首先，从解剖位置关系来说，人的食管与颈椎的前缘相邻。当颈椎发生退行性改变，椎体前缘形成骨刺，可以刺激或压迫食管，出现恶心、呕吐症状。其次，患颈椎病时，因为颈椎骨关节位置关系改变，颈椎曲度异常，颈椎椎间盘突出、韧带增厚，致使穿行于颈椎横突孔的椎动脉受压，导致小脑供血不足、功能异常、平衡失调，也可引起恶心、呕吐的症状。再

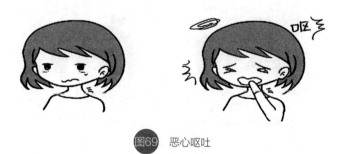

图69 恶心呕吐

有，患颈椎病后，颈椎骨关节紊乱，刺激颈椎旁交感神经节，可诱发胃肠神经功能紊乱，出现恶心、呕吐症状。

那么，在日常生活中，我们怎样才能判断出恶心、呕吐是否由颈椎病所引起的呢？颈椎病引起恶心、呕吐的症状出现之前，多数病人都会有颈背部的肌肉酸痛、不适感及颈部的活动受限等颈椎病变的表现。而消化系统疾病引起的恶心、呕吐无颈椎病的症状出现。

（刘玉国、朱超平、王秀光）

46. 为什么颈椎病会引起肩部疼痛？

答：肩部肌肉是由颈神经支配的，当患颈椎病时，因颈椎骨关节旋转、移位，刺激或者卡压颈神经，可导致肩部周围的肌肉充血、痉挛，出现疼痛症状（图70），这时的疼痛极易被误诊为"肩周炎"。但是，颈椎病引起的肩部疼痛，肩关节活

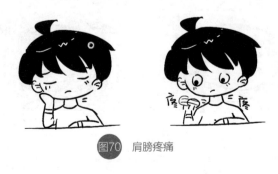

图70　肩膀疼痛

动不受限，而肩周炎出现肩部疼痛的同时肩关节活动会受限。

当然，如果颈椎病引起的肩部疼痛得不到及时治疗，肩部周围肌肉长期充血粘连，可继发肩关节功能活动受限，演变为肩关节周围炎，也就是临床上的"颈肩综合征"。

（刘玉国、朱超平、王慧敏）

47. 为什么颈椎病会出现上肢麻痹痛？

答：上肢麻痹痛，是指从肩关节到手指部位的麻木不仁，甚至疼痛。营养我们上肢肌肉的神经均是从颈椎发出的，患颈椎病后，由于颈椎骨关节的旋转、位移，继发颈椎神经根孔变形、变小，甚至狭窄，激惹或压迫从神经根孔穿行的神经，导致上肢肌肉因缺乏神经营养而产生麻痹、疼痛症状（图71）。

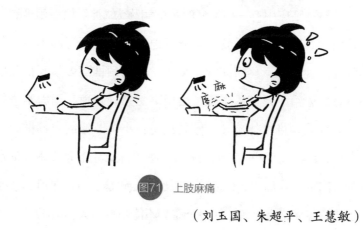

图71 上肢麻痛

（刘玉国、朱超平、王慧敏）

48. 为什么颈椎病会出现上肢肌肉萎缩？

答：上肢肌肉萎缩是指两侧上肢相同部位的肌肉不对称，一侧大、一侧小。患颈椎病时，因颈椎骨关节错位、颈椎曲度异常，压迫到支配上肢肌肉的神经，产生上肢的疼痛、麻木，病人因为疼痛、麻木使得上肢肌肉活动明显减少，不用则废，继而出现肌肉萎缩乏力。另外，颈部神经根受压后其支配的肌肉缺乏营养，继而产生肌肉萎缩。

（郭俊彪、王慧敏、黄璜）

49. 为什么颈椎病急性发作剧痛时会出现不能平卧？

答：临床中有一种类型的颈椎病称为"神经根型颈椎病"，是因为颈部的神经受到刺激或压迫而出现的颈背部疼痛、上肢放射性麻木、疼痛症状。突然发作的颈椎病多是既往颈椎不好，未给予足够的重视，由于突然感受寒凉、用力不当等原因导致颈椎椎体旋转、倾斜加重，小关节错缝或颈椎间盘突出，椎间孔变小，刺激或挤压到神经根，引起神经根局部水肿，出现颈背部疼痛，上肢放射性剧烈疼痛，难以平卧，改变姿势后疼痛略有缓解，但一个姿势不能坚持太久（图72）。

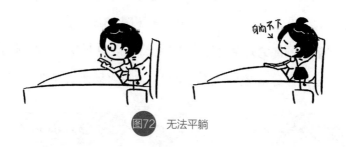

图72　无法平躺

（刘玉国、肖镇泓、黄璜）

50. 为什么颈椎曲度消失的颈椎病容易继发颈椎管狭窄症？

答：颈椎管是由 7 个颈椎的椎孔叠加而成，其前缘是颈椎椎体后缘、椎间盘、后纵韧带，后缘为黄韧带。当患颈椎病时，因颈椎椎体旋转、倾斜，导致颈椎间盘突出、退变，如果同时颈椎曲度消失，则后纵韧带发生皱褶、增厚，黄韧带也因张力而增厚，此时的颈椎椎管受到前后的挤压会变窄，进而形成颈椎管狭窄症。

（王慧敏、郭俊彪、吴永生）

51. 为什么颈椎病病人会出现手持物无力，有落地现象？

答：患颈椎病后，颈部的神经受到压迫，日久会导致其所支配的上肢及手肌肉力量下降,肌肉萎缩,从而出现手持物无力,有拿不住东西、落地现象(图73)。此外,如果颈椎病严重,颈部的脊髓受压(图74),可以使上肢和手的活动不听中枢指挥,也会产生持物无力、拿东西易掉的现象。

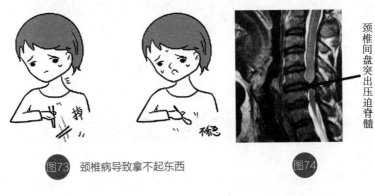

颈椎间盘突出压迫脊髓

图73 颈椎病导致拿不起东西　　　　　　图74

(刘玉国、王慧敏、郭俊彪)

52. 为什么颈椎病会引起胸闷、气短?

答:颈椎病的分型中有一种类型为交感神经型颈椎病,这种类型的颈椎病,由于交感神经纤维受到刺激或压迫而引起一系列交感神经支配区(图75)的症状,其中,心脏冠状动脉舒缩异常和节律改变,从而引起胸闷、心慌和气短。此外,颈椎病病人多合并有胸椎不同程度的侧凸,胸廓容积减小,出现胸闷、气短症状。

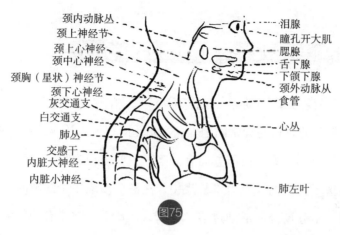

颈内动脉丛 —— 泪腺
颈上神经节 —— 瞳孔开大肌
颈上心神经 —— 腮腺
颈中心神经 —— 舌下腺
颈胸（星状）神经节 —— 下颌下腺
颈下心神经 —— 颈外动脉丛
灰交通支 —— 食管
白交通支
肺丛 —— 心丛
交感干
内脏大神经
内脏小神经 —— 肺左叶

图75

（刘玉国、王慧敏、郭俊彪）

53. 为什么颈椎病会引起痛经?

答：妇女的子宫、卵巢位于由骶骨和两个髂骨组成的盆腔内，靠附着于盆腔内壁的韧带稳定其正常的生理位置。子宫的神经支配主要来自交感神经系统。颈交感神经干与胸交感神经干相延续，由颈上、颈中和颈下 3 个交感神经节及它们之间的纤维共同组成。患颈椎病时，因颈椎骨关节旋转、移位刺激颈椎旁的交感神经节，可以影响到整个交感神经系统，尤其是支配生殖系统功能的腰骶丛的交感神经，引起痛经。

（王秀光、朱超平、于小康）

54. 为什么儿童多动症有可能是颈椎病诱发？

答：儿童多动症，又称为"注意缺陷多动障碍"，是一种常见的儿童行为异常问题。这类患儿的智力正常或接近正常，但学习、行为及情绪方面有缺陷，主要表现为与年龄和发育水平不相称的注意力不易集中、注意广度缩小、注意时间短暂、不分场合的活动过多、情绪易冲动等，常伴有认知障碍和学习困难。

患儿年龄通常较小，颈椎椎曲发育还未健全，加上当今社会青少年学习压力较大，长期看书、写字姿势不良，导致颈椎椎曲紊乱提前出现（图76），也会出现一系列颈椎病的表现，如颈背疼痛、上肢无力、手指发麻、下肢乏力、行走困难、头晕头痛、恶心呕吐、心慌胸闷、失眠多梦、心律不齐，

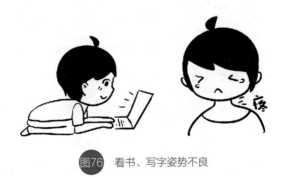

图76　看书、写字姿势不良

甚至视物模糊、心动过速及吞咽困难等。还有一些患儿由于长期脑供血不足而出现失眠、健忘、神经衰弱、精神抑郁、注意力难以集中等。但是患儿常常无法表达自身情况以及病情，当出现不适时无法及时用语言表述。另一方面，患儿因为受到颈椎病的影响，长期通过活动颈部来暂时缓解不适，表现为坐卧不安，加上颈部神经、血管受压迫出现注意力难以集中、精神抑郁等表现，容易误导患儿家长以及儿科医生按照多动症处理，失治误治，临床效果不佳，进一步加剧患儿的症状。

（刘玉国、王慧敏、肖镇泓）

55. 为什么颈椎间盘突出症多合并腰椎间盘突出症？

答：当今社会，随着 CT、MRI 的普及，椎间盘突出几乎家喻户晓，成为通病。实际上，椎间盘是无辜的，它是人体生命基质，没有动力，椎间盘自己不会突出，只有在颈椎（或腰椎）椎体的旋转、位移，脊柱运动力学失衡下才被动突出。由此可知，临床上不论是颈椎间盘突出症还是腰椎间盘突出症，其发病的主要原因均为椎体旋转、椎曲紊乱，脊柱运动力学失常。

人体脊柱是一个有机整体，颈椎和腰椎相互协调，相互影响。中医整脊研究发现，腰椎是人体脊柱结构力学、运动力学的基础，腰椎旋转、侧弯可继发颈椎旋转、侧弯，腰曲改变与颈曲改变呈正相关，即腰曲加大、颈曲随之加大（图77），腰曲消失、颈曲随之消失（图78）。因此，颈椎间盘突出症多合并腰椎间盘突出症。

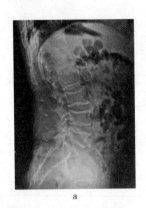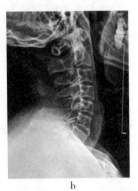

a   b

图77 同一病人腰、颈椎侧位片（a示腰曲加大，b示颈曲加大）

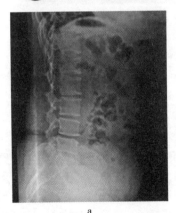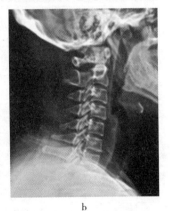

a   b

图78 同一病人腰、颈椎侧位片（a示腰曲消失，b示颈曲消失）

（王慧敏、郭俊彪、刘孝丰、黄璜）

56. 为什么颈椎管狭窄症病人走路脚下有踩棉花样感觉?

答：颈椎管狭窄是指颈椎管因先天和后天的病理改变，如颈椎间盘突出、黄韧带钙化、后纵韧带钙化等，导致颈椎管的容积减少。颈椎管狭窄症既往称"脊髓型颈椎病"，由于脊髓的通道（即椎管）变窄（图79），从而使得脊髓在椎管内的活动空间减小，容易发生碰壁，易被卡压，当卡压超过一定程度的时候，就会表现出临床症状，长时间卡压会导致脊髓的缺血、坏死。因为颈脊髓边缘支配下肢区域，如果颈椎管狭窄卡压的部位是颈脊髓的边缘，则临床主要表现为从下肢开始的乏力和麻木，逐渐加重为走路不稳，脚下有踩棉花样感觉（图80）。

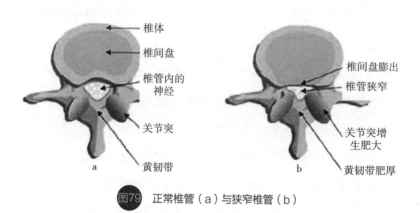

图79　正常椎管（a）与狭窄椎管（b）

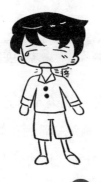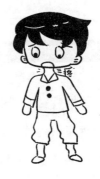

 双腿发软

（刘玉国、王慧敏、郭俊彪）

57. 为什么颈椎管狭窄症病人多同时患有腰椎管狭窄症？如何鉴别诊断？

答：脊柱四维弯曲体的骨关节结构及其四维动力组织，决定了其围绕一个中轴垂线进行轴心旋转及相互调节的左右侧屈、前后屈伸运动。如果一个部位、一个椎体的骨关节错位，会继发相应的骨关节紊乱，进而出现椎间盘突出、后纵韧带钙化、钩椎关节骨质增生等，引发颈椎、腰椎曲度改变，同时产生颈椎或者腰椎管狭窄症。

临床上，当病人出现颈椎管狭窄症状时，一般腰椎曲度已经发生了异常病变，如果没有及时进行腰椎整脊调曲治疗，就有可能进一步加重，导致腰椎管狭窄症，这也是临床上颈椎管狭窄症和腰椎管狭窄症同时出现的原因。

颈椎管狭窄症病人多有慢性颈椎病病史，自觉头晕，头重脚轻，步态不稳，或上肢发抖，胸闷有紧束感；或伴有心悸，头痛，睡眠欠佳，颈部活动障碍，严重者有痉挛性不全瘫痪或一侧上肢无力，甚则小便障碍。而腰椎管狭窄症病人则主要表现为持续性下腰痛和腿痛，间歇性跛行，不能久站、久立及久行，足底感觉异常，严重时可出现排便无力、小便失禁。

（王慧敏、郭俊彪、刘孝丰）

58. 为什么颈椎管狭窄症中医整脊科不再称"脊髓型颈椎病"？

答：颈椎管狭窄症的病因有两种，即颈椎发生病理性改变导致的椎管狭窄和颈椎先天发育不良导致的椎管狭窄。

颈椎发生病理性改变导致的椎管狭窄症，多发于中老年人，由于颈椎多个椎间盘突出、退化，椎曲变直或反弓，椎间突（即上下椎体软骨环增生和退化的椎间盘组成的突起）突入椎管，压迫脊髓；或者后纵韧带钙化，黄韧带肥厚，即椎管内容物增加，导致颈椎管腔狭窄。颈椎管狭窄症的临床表现常见有头晕，头重脚轻，步态不稳，或者上肢麻木、疼痛、乏力，心悸、胸闷、头痛，严重者可有痉挛性不全瘫痪或一侧上肢无力，甚则小便障碍。

先天性颈椎管狭窄是由于胎生性颈椎管发育不全，椎管矢状径绝对值小于 12mm，椎管内有效间隙缩小，脊髓组织处于临界饱和状态。一般情况下，这种颈椎管狭窄病人无特殊不适，但遇到外伤、劳损、退变等原因后，极易刺激、压迫脊髓而引起症状。

脊髓型颈椎病是由于颈椎椎骨间连接结构退变，如椎间盘突出、椎体后缘骨刺、钩椎关节增生，后纵韧带骨化、黄韧带肥厚或钙化，导致脊髓受压迫或脊髓缺血，继而出现脊髓功能障碍的一类疾病。主要临床表现为：上肢可见麻木、疼痛等感觉障碍，手部活动笨拙、乏力，精细运动减退等。下肢可见步态蹒跚、行走不稳等症状。

因此，综合上述所述内容，从解剖方面来说，脊髓型颈椎病的病理解剖基础便是颈椎管狭窄。但是发育性颈椎管狭窄症的解剖基础主要是椎管的绝对体积减小，所以不属于脊髓型颈椎病的范畴。

（王慧敏、郭俊彪、吴永生）

59. 为什么颈椎管狭窄症越早治疗越好？

答：颈椎椎管狭窄症是由于外伤、劳损、退变等因素导致颈椎椎曲紊乱，椎管旁组织突入或者增生，椎管管腔序列位移，空间变窄，颈髓受压而引起的综合征。颈髓内存在大量神经细胞（图 81），神经细胞受到压迫后会出现缺血、缺氧等改变，短时间内神经损害的恢复是可逆的。持续的神经压迫损害，导致了细胞轴突连续性中断，出现神经传导功能障碍，神经支配区的感觉消失，运动肌麻痹、萎缩。感觉和交感神经的功能完全丧失，损失的功能无法再恢复，于是出现一系列不可逆的神经损害的症状，临床上常见的，早期的颈椎管狭窄症病人因为颈髓受压情况较轻，尚有大部分神经

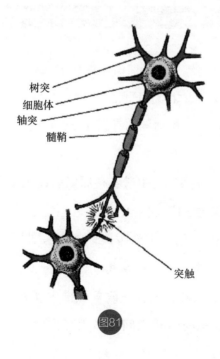

树突
细胞体
轴突
髓鞘

突触

图81

细胞损伤情况较轻，当通过中医整脊或者其他治疗后有一定机会解除颈椎脊髓的压迫，从而给神经细胞自行修复的空间，疾病预后相对较好。但是晚期的颈椎管狭窄症病人因为颈椎脊髓受压迫的时间较长，大多数的神经细胞损害严重，并且有可能出现坏死细胞，这种情况下的神经功能恢复时间长，并且有可能导致部分神经功能无法恢复，所以颈椎管狭窄症越早治疗越好，可减少神经功能损害。

（王慧敏 、郭俊彪、黄璜）

60. 为什么中医整脊治疗颈椎病主要是恢复或改善其生理曲度？

答：正常的颈椎生理曲度是保证颈椎功能的基础，颈椎曲度异常可以导致颈椎椎间隙和椎间孔变小，颈椎椎管狭窄，继发颈部的神经、椎动脉和脊髓受压，出现一系列不舒服的症状和颈椎活动功能受限。

颈椎病的发病均是由于各种原因引起颈椎骨关节旋转、位移，颈椎生理曲度发生异常改变。因此，中医整脊治疗颈椎病，不是采用"头痛医头，脚痛医脚"，"只见树木，不见森林"的方法，而是从得病的根本原因出发，通过调整颈椎旋转、位移，恢复或改善颈椎生理曲度（图82、图83），使颈椎椎间隙和椎间孔增大，椎管增宽，颈部的神

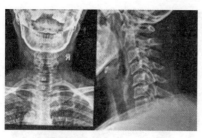 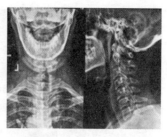

 治疗前颈椎正侧位片　　 治疗后颈椎正侧位片

经、椎动脉和脊髓受压得到缓解，相应的症状基本上就迎刃而解了。

（韦云锋、王慧敏、刘玉国）

61. 为什么中医整脊能够治疗疑难的颈椎病？

答：既往治疗颈椎病多采用针灸、推拿等方法对症治疗，减轻病人症状，使得颈椎病在人们的心目中成了不能治愈或者容易复发的疾病。正因为人们认为颈椎病不可治愈，出现症状多采用对症处理，使得病情逐渐加重，发展到严重程度，只能选择手术治疗，远期疗效不理想。

中医整脊治疗颈椎病把改善或恢复颈椎曲度作为治疗目标，重视整体观念，将脊柱视为一个有机整体，通过上病下治的方法，即调整腰椎、胸椎来治疗疑难的颈椎病（图84、图85）。

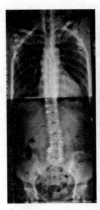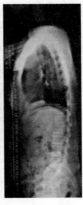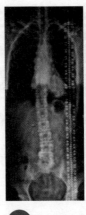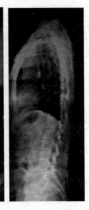

图84　颈椎管狭窄症治疗前X线片　　图85　颈椎管狭窄症治疗后X线片

（韦云锋、刘玉国、王慧敏）

62. 为什么颈椎椎曲消失的颈椎病必须采取上病下治法?

答：上病下治法是中医传统疗法之一，在脊柱劳损病的治疗方面，是指通过调整腰椎、胸椎来治疗颈椎病。

人体的脊柱虽然分为颈椎、胸椎、腰椎、骶椎，但是它们之间是一个密不可分的有机整体。中医整脊认为腰椎是脊柱结构力学、运动力学的基础，腰椎椎曲异常、侧弯，可以继发胸椎、颈椎的椎曲异常、侧弯。因此，对于颈曲消失的颈椎病治疗必须应用调整腰椎、胸椎的上病下治法才能恢复颈椎曲度，从根本上进行治疗，以免复发。

（韦云锋、刘玉国、王慧敏、黄璜）

63. 为什么中医整脊治疗颈椎管狭窄症既安全可靠，又有可控性？

答：颈椎椎管狭窄症是指由于外伤、劳损等因素，颈椎椎曲紊乱，导致椎管旁组织突入或者增生，如椎间盘突出、后纵韧带增厚钙化、椎体骨质增生等，继发颈椎管管腔序列位移，空间变窄，颈髓受压而引起的综合征。

由于颈椎部位包含有重要的神经、血管和脊髓，手术治疗颈椎管狭窄症风险性高，严重者可能会出现瘫痪。单一的针灸、牵引、推拿等方法对颈椎局部进行治疗，虽然可以改善颈椎管狭窄症症状，但是，治疗效果是暂时的，最主要的是具有一定风险性。

中医整脊治疗颈椎管狭窄症不是针对颈椎局部进行治疗，而是把脊柱看成是一个有机的整体，依据颈椎病骨关节紊乱病因不在颈椎，而在胸椎、腰椎的原理，采用上病下治法，即通过调整腰椎、胸椎的方法来治疗颈椎。因此，既安全可靠又具有可控性。

（王慧敏、王秀光、郭俊彪）

64. 为什么韦以宗教授说"胸椎不响，颈椎甭想"？

答：我们进行正骨手法时常会听见"咔咔"的响声，一般在骨关节错缝、椎体棘突偏歪等情况复位成功时发生。韦以宗教授所说的"胸椎不响"则是指在做胸椎正骨手法时没有成功地让椎体复位，而"颈椎甭想"则指无法取得颈椎病治疗理想的疗效。

"胸椎不响，颈椎甭想"来源于韦以宗教授的"上病下治法"的重要治疗策略，是指通过行胸椎的正骨手法（图86），来达到治疗颈椎病的目的。上病下治法是指治疗脊柱上段椎体的疾病有时需要通过调整脊柱下段椎体的序列紊乱来达到

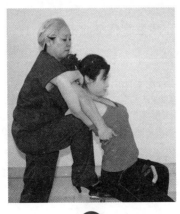

图86

目标。韦以宗教授认为，脊柱的运动规律是一种圆运动，椎体旋转运动，是脊柱最频发的运动。如头部的旋转，必定带动颈椎的旋转；左右上肢的摆动，带动胸椎的旋转；站立步行，带动腰椎的旋转。脊柱椎体的旋转必定产生倾斜，使椎间孔和椎间隙发生异常改变，刺激神经、血管、椎动脉等产生临床症状。脊柱是一个整体，一个椎体的旋转倾斜，会继发其相邻的上下骨关节紊乱，所以当胸椎骨关节错位紊乱的时候，会影响到颈椎骨关节错位紊乱。

另外，脊柱从前到后依次附着有前纵韧带、后纵韧带、黄韧带、棘间韧带及棘上韧带，而最强部分应属于椎体最前部的前纵韧带。前纵韧带位于椎体前缘，是旋转中心所在，由此看出，胸椎的旋转会通过前纵韧带传导到颈椎。因此，胸椎椎体序列紊乱的时候必然会影响到颈椎椎体，诱发颈椎病。

（王慧敏、肖镇泓、吴永生）

65. 为什么颈椎管狭窄症早期不能正骨？

答：常用的脊柱正骨手法有端、扳、牵、推、旋、提等，有些手法操作时需要突然发力同时旋转颈部，使颈部受到强力的屈伸、扭转（图87）。而颈椎管狭窄症的病人常常伴有颈椎间盘退变突出、后纵韧带钙化增厚、椎体骨质增生等病

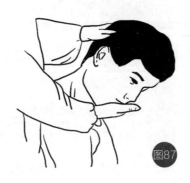

图87

理变化，颈椎在倾斜旋转时容易挤压到椎间盘，造成退变膨出的椎间盘急性突出，加重脊髓损害。对颈椎管狭窄症病人进行正骨时，椎体产生快速位移，容易出现椎间盘突出加重、后纵韧带张力突然增高，造成椎间隙内压增高，纤维环撕裂，使颈髓压迫明显加重。可见，颈椎管狭窄症早期进行颈椎正骨容易导致颈髓压迫加重，加重症状，严重者可出现截瘫。中医整脊治疗颈椎管狭窄症通过上病下治法，即通过调腰椎、胸椎来治疗颈椎，既安全，疗效又好。

（王慧敏、郭俊彪、刘孝丰）

66. 为什么得了颈椎病不能随便做按摩？

答：按摩可以放松颈背部及肩部肌肉，疏通颈背部经络，进而改善颈椎病引起的颈背部疼痛、手麻、头晕等症状，具有较好的临床作用。但是，得了颈椎病不能随便去做按摩。

首先，施按摩者必须经过严格的专业化培训，熟悉颈椎局部的解剖。如颈椎两侧胸锁乳突肌附近做按摩要谨慎，因为颈动脉窦位于胸锁乳突肌内侧，与人体的喉结上缘相平（图88），它比较敏感，容易受到外界的刺激影响，出现大脑供血不足、晕厥或休克等症状。

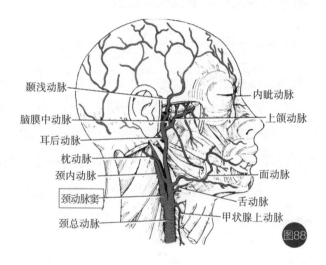

其次，施按摩者要掌握各种按摩手法的适应证和禁忌证。脊髓型颈椎病急性期和颈椎管狭窄症病人禁止行颈部按摩，如按摩则极易加重症状，甚至可导致截瘫。

曾有文献报道反复按摩中老年人的胸锁乳突肌导致血管壁剥脱，继发脑梗。对合并有心脏病的颈椎病病人进行颈椎按摩时，骚扰了颈交感神经节，使交感神经兴奋过度，诱发心脏病加重而死亡。

此外，做颈椎病按摩前，必须拍摄颈椎 X 线片，排除颈椎先天畸形，如颈椎融合椎、齿状突畸形、颈肋等。

（王秀光、刘玉国、王慧敏、黄璜）

67. 为什么不可以随便让人扳颈椎？

答：颈椎扳法是治疗颈椎病常用的正骨手法（图 89），但是"手法是一个双刃剑，它既可以治愈疾病，也可以加重疾病"。不可以随便给人扳颈椎的原因有四：

第一，施行颈椎扳法前必须拍摄颈椎正、侧及开口位 X 线片，明确诊断，排除颈椎先天畸形。在未确诊何种类型颈椎病的情况下，不宜随便扳颈椎，否则容易引起颈椎病加重。颈椎为人体的高位中枢，内含神经、血管、脊髓等重要组织，在没

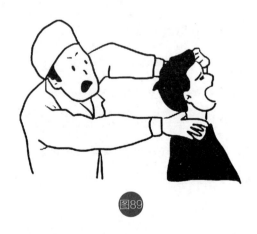

图89

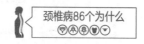

有颈椎 X 线片，诊断不明确时随便给人扳颈椎容易产生意外。

第二，颈椎扳法有规范的操作要求，必须经过正规的培训后方能操作。

第三，颈椎扳法有严格的适应证和禁忌证。例如：椎动脉型颈椎病头晕明显时施以颈椎扳法，容易晕倒；脊髓型颈椎病使用扳法可以导致截瘫；急性颈椎间盘突出施行颈椎扳法后可导致神经根充血、水肿，加重病情。

第四，施颈椎扳法时讲究"寸力巧劲"，点到即止，如果用力过大有可能会造成韧带撕裂，肌肉拉伤，甚者骨折脱位。

（王秀光、刘玉国、王慧敏）

68. 为什么口服药物只能缓解颈椎病症状？

答：临床上，凡是能够解除颈背部肌肉痉挛，增大颈椎椎间隙，减少椎间盘压力，减轻神经根刺激和水肿的方法，都可以起到缓解颈椎病症状的作用。口服药物是最常用的一种治疗手段，能够起活血通络、消炎止痛的作用，缓解颈椎病的症状。但是，颈椎病的根本病因是颈椎骨关节旋转、位移，椎间盘突出，椎曲紊乱，这些是口服药物不能解决和改善的，停止口服药物后，症状会再次显现出来。不仅如此，病人因为口服药物后症状改善，不再关注自己的颈椎，使得颈椎骨关节移位越来越严重，病情发展。所以，通过口服药物来治疗颈椎病，只能暂时缓解颈椎病症状，治标不治本。

（刘玉国、王慧敏、肖镇泓）

69. 为什么治疗颈椎病时需要配合牵引？

答：颈椎病的主要病因是颈椎的骨关节位置关系排列异常，椎间隙变小所引起的一系列症状。治疗颈椎病的方法有很多种，如推拿、热敷、针灸、牵引等。临床上，颈椎牵引是治疗颈椎病常用的有效方法之一，它可以改善颈椎椎间隙，恢复颈椎骨关节紊乱，进而解除神经、血管、脊髓的压迫，缓解颈椎病引起的症状。因此，治疗颈椎病时需要配合牵引（图90），尤其是对于神经根型、颈型和交感神经型颈椎病，

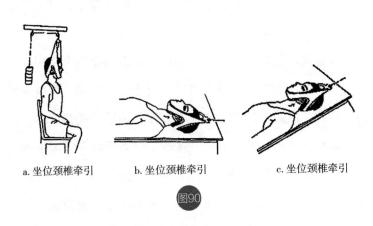

a. 坐位颈椎牵引　　b. 坐位颈椎牵引　　c. 坐位颈椎牵引

图90

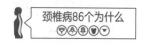
颈椎牵引可作为首选疗法。

（王秀光、刘玉国、王慧敏）

70. 为什么治疗颈椎病做牵引时需要辨证选用？为什么不主张坐位牵引？

答：临床上由于颈椎骨关节病变部位不同，表现出的症状也不一样，因此治疗颈椎病做牵引时一定要根据临床症状选择牵引方法。第1~5颈椎骨关节紊乱，多表现为头晕、头痛、失眠、耳鸣、眼花、咽喉不适、阴阳脸或胸闷、心悸怔忡或恶心呕吐等症状，多选用卧位颈椎牵引；第5颈椎以下骨关节紊乱，多引起臂丛神经受压，出现上肢麻痹、无力等症状，多选用半卧位颈椎牵引。

人体在坐位时，在地心引力作用下，颈背部肌肉韧带为支撑头颅重量处于紧张状态，此时如果再行牵引，容易导致颈部肌肉韧带损伤，因此不主张行坐位颈椎牵引。对于有头晕、血压波动及心脏不适的病人或老年人，亦禁止行坐位颈椎牵引。

（王秀光、刘玉国、王慧敏）

71. 为什么颈椎病牵引重量不宜超 6kg？

答：颈椎牵引是通过牵引维持颈椎纵轴正常距离的肌肉、韧带，使其挛缩的肌纤维、韧带拉开，达到颈椎两侧的肌力平衡，恢复颈椎正常的骨关节位置关系。牵引力量以达到颈椎椎间隙增大而不引起肌肉、关节损伤为度。颈部两侧的肌肉、韧带主要是支撑头颅的，因此说颈椎牵引的力量不宜超过本人头颅重量。据统计，国人头颅重量约为 5.5kg。因此，颈椎病牵引重量不宜超过 6kg（图 91）。

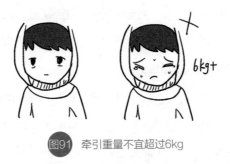

图91　牵引重量不宜超过6kg

（刘玉国、王慧敏、郭俊彪）

72. 为什么有些颈椎病病人做颈椎牵引后感觉症状加重？

答：颈椎牵引是治疗颈椎病常用的、有效方法之一，但是，颈椎牵引有严格的适应证、禁忌证，有明确的牵引体位、重量和时间要求，操作时必须掌握好适应证和禁忌证，选择合适的牵引体位、重量和时间，否则会导致牵引后症状加重，严重者可出现晕厥。

颈椎牵引主要适用于一切颈椎曲度异常、颈椎椎体旋转、位移的颈椎病，但要排除以下情况：诊断不明确者；有严重骨质疏松者；颈动脉、椎动脉狭窄者；以头晕为主诉的颈椎病病人。

临床上颈椎牵引常用体位为坐位、仰卧位和半卧位。一般我们首选卧位牵引，因为卧位时颈背部肌肉不用支持头部重量，处于放松状态，疗效好，不易出现异常反应。

颈椎牵引的重量为3~6kg，时间一般在15~30分钟。如果牵引过重、时间过长容易造成肌肉和韧带损伤，颈椎牵引后病人不能立刻起床活动，必须卧床休息5~10分钟方可起床。

曾有报道"颈椎牵引引起慢性青光眼急性发作1例"，就是因为行颈椎牵引时适应证选择不当所致，老年人本身已有血管壁硬化，眼部血管弹性调节能力降低，颈椎牵引时压迫颈内动脉，而致青光眼急性发作；牵引的重量太大、牵引时间过长，可能会导致韧带的撕裂、肌肉附着点的剥脱等损伤，加重症状；脊髓型颈椎病脊髓受压较明显者，有明显颈椎节段性不稳者，体质太差者，牵引后症状会加重；交感神经型颈椎病急性期、椎动脉型颈椎病头晕明显者牵引后症状也会加重。

（刘玉国、王慧敏、郭俊彪）

73. 为什么颈椎病宜在卧位下牵引？

答：卧位下行颈椎牵引可使病人精神放松，颈背部肌肉及软组织充分放松，牵引效果好。另外，卧位牵引可以减轻心脏负荷，防止出现直立位低血压。坐位牵引时病人头部位置不易控制，且治疗过程中需保持同一体位，易产生疲劳。因此，颈椎病宜在卧位下牵引。

（刘玉国、王慧敏、肖镇泓）

74. 为什么颈椎病不宜做低头位牵引？

答：人体正常的颈椎生理曲度是向前的（图92），患颈椎病的人颈椎生理曲度大多数是异常的，其中颈椎曲度消失、反弓的占多数（图93）。颈椎牵引的目的是通过纵向牵拉力，改善椎间隙及颈椎骨关节位置关系，恢复颈椎生理曲度。低头位下行颈椎牵引，会使原本紧张的后纵韧带、棘上韧带、棘间韧带和颈后肌群变得更加紧张，加重原有的颈椎变直、反

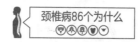

弓，导致症状加重。因此，颈椎病不宜做低头位牵引（图94）。

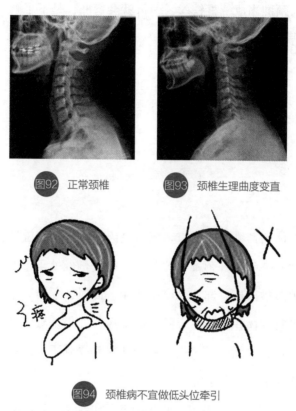

图92 正常颈椎　　图93 颈椎生理曲度变直

图94 颈椎病不宜做低头位牵引

（韦云锋、刘玉国、王慧敏）

75. 为什么颈椎病牵引时不宜颈下垫枕？

答：有些医生在给颈椎生理曲度变小、消失的颈椎病病人做颈椎牵引治疗的时候，在颈椎下面垫一个凸起的枕头

（图95），试图通过垫枕来改变异常的颈椎曲度，这种做法，将人的颈椎当成一根铁丝，一折就会弯曲，是不了解颈椎骨关节结构的异想天开做法。

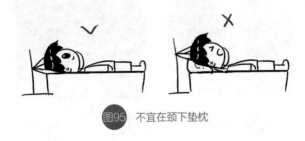

图95 不宜在颈下垫枕

人体的颈椎曲度变直、反弓是因为颈椎椎体旋转移位所致，颈椎牵引拉开颈椎骨关节，垫枕使颈椎处于过伸位，颈椎后关节被卡压，起不到牵引作用。同时，颈椎处于过伸位时，椎管的体积变小，脊髓容易受压，如果是脊髓已经受压的颈椎病，再做垫枕牵引，将会让脊髓受到更大的损伤，使得症状加重，甚至瘫痪。

（韦云锋、刘玉国、王慧敏、黄璜）

76. 为什么颈椎病不宜做晃头牵引?

答：临床上有些医生使用"晃头牵引"治疗颈椎病，其操作是在坐位牵引颈椎的同时，通过外力或嘱病人自身前后

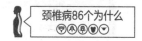

左右摆动对颈椎进行牵引（图96）。

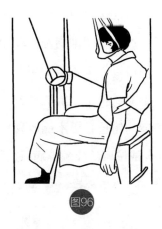

图96

颈椎病一般都存在神经、血管受压，椎间关节错位等问题。坐位牵引时颈椎椎间隙增大，此时晃头的话容易在牵引力的作用下加重小关节错位、神经或血管卡压的情况，出现头晕、恶心等症状，严重时还有可能损伤脊髓，造成严重后果。因此，颈椎病不宜做晃头牵引。

（韦云锋、刘玉国、王慧敏）

77. 为什么单行针灸治疗或按摩治疗颈椎病只能暂时缓解症状？

答：颈椎病的主要病因是颈椎周围组织的劳损、颈椎本身发生退行性改变，继发颈椎的骨关节旋转、位移，颈椎曲

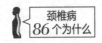
度发生异常改变。

　　针灸或按摩治疗颈椎病均能起到行气活血、通络止痛的作用，同时按摩还可以放松颈椎周围的软组织，因此，单纯行针灸或按摩治疗均可以缓解颈椎病引起的症状。但是，这两种治疗方法因为不能从根本上解决颈椎病发生的原因，既不能调整颈椎骨关节的错位，更不能改善已经异常的颈椎曲度，所以单纯行针灸或按摩治疗颈椎病只能暂时缓解症状。

　　　　　　　　　（韦云锋、刘玉国、郭俊彪、王慧敏）

78. 为什么点按颈痛穴和内关穴可以缓解急性斜颈?

　　答：急性斜颈，俗称"落枕"，指因睡觉时枕头不合适或者睡觉时颈背部着凉导致突发性颈背部疼痛，头颈部向一侧倾斜，颈部活动明显受限。

　　颈痛穴位于手背部，握拳时在第4、5掌骨间，指掌关节前凹陷处（图97），与传统腧穴中渚穴位置相似，属手少阳三焦经上的穴位，能通利三焦经经气。手少阳三焦经起于人体第4手指末端，经上肢外侧中线上行至肩颈部。

　　内关穴位于人体前臂内侧正中，腕横纹上2寸（图98），是手厥阴心包经的络穴，其联络、沟通手厥阴心包经和手少阳三焦经经气。

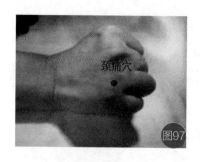

颈痛穴

图97

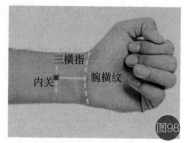

三横指

内关

腕横纹

图98

点按颈痛穴和内关穴，可以活血通络，散风止痛，缓解肌肉痉挛，能够治疗心包经及三焦经所过之处的疾病。因此，点按颈痛穴及内关穴可以缓解急性斜颈所致疼痛。一侧颈痛取健侧穴位，两侧颈痛取两侧穴位。

（韦云锋、刘玉国、王慧敏）

79. 为什么虎项擒拿式、抱头屈伸式及抱头侧颈式功能锻炼可以防治颈椎病？

答：颈部周围的肌肉、韧带是维持颈椎正常生理形态及功能的重要组织，尤其是位于颈椎前面的斜角肌、胸锁乳突肌和位于颈椎后面的肩胛提肌和斜方肌，这四组肌肉呈对称性分布于颈椎两侧。一旦颈部两侧肌肉、韧带失去原有的平衡，必将引起颈椎结构紊乱，生理曲度异常，出现颈椎病症状。

虎项擒拿式锻炼方法（图99）：直立稍仰头，双手合拢于颈后，用腕关节拿捏颈后肌肉，并向后提拔。

抱头屈伸式锻炼方法（图100）：两目平视，双手屈肘，双掌合拢于脑后。先按压后脑屈颈至下颌抵胸，然后抱头，双手略加压力对抗，使之慢慢抬头并后伸。

抱头侧颈式锻炼方法（图101）：正立位，双目平视，双手屈肘，双手掌合拢于脑后，

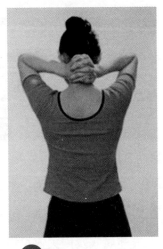

图99　虎项擒拿式锻炼方法

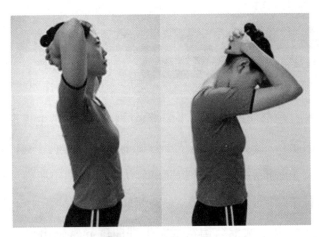

图100　抱头屈伸式锻炼方法

然后将头颈向一侧屈并稍加压力，左右侧屈。

　　虎项擒拿式、抱头屈伸式和抱头侧颈式可以锻炼头颈夹肌、斜方肌、肩胛提肌、胸锁乳突肌和斜角肌，促进局部血液循环和新陈代谢，缓解肌肉紧张痉挛，消除肌肉疲劳和增加肌力，维持或恢复正常颈椎力学平衡，因此可以防治颈椎病。

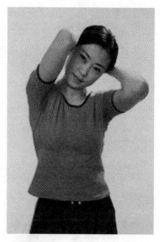

图101　抱头侧颈式锻炼方法

（韦云锋、刘玉国、王慧敏）

80. 为什么扩胸运动和拍墙松筋式功能锻炼能够防治颈椎病？

　　答：扩胸运动锻炼方法（图102）：正立，双上肢屈肘，使肩向后背靠拢，同时做深呼吸以扩胸。

　　拍墙松筋式锻炼方法（图103）：正立，两脚叉开与肩同宽，站立于距离墙约10cm处，后背对墙，双上肢于胸前交叉，左手抱右肩，右手抱左肩，然后用后背部撞击墙面。通过行扩胸运动和拍墙式锻炼可以松解后背部的肌肉，改善局部血液循环，促使肌肉疲劳和肌力平衡恢复。

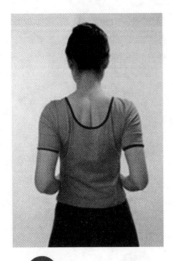 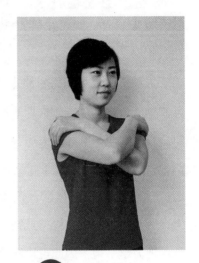

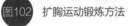 扩胸运动锻炼方法   图103 拍墙松筋式锻炼方法

　　韦以宗教授通过临床观察发现，大部分颈椎病病人同时伴有胸椎的侧弯，由此发现颈椎病的病因不在颈椎，而在胸椎，因此，通过行扩胸运动和拍墙松筋式锻炼，可以防治颈椎病。

（王慧敏、郭俊彪、肖镇泓）

81. 为什么寰枢椎融合术后不可以施行寰枢端转法？出现相关症状怎么办？

　　答：颈椎位于头与胸椎之间，由 7 节颈椎骨组成，第 1

节颈椎称"寰椎"，第2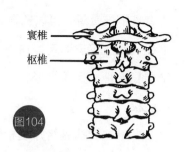
节颈椎称"枢椎"（图104）。寰枢关节
是寰椎和枢椎之间连结的总称，
包括3个独立的关节，即2个寰
枢外侧关节和1个寰枢正中关节
（图105）。寰枢关节可使头做俯仰、侧屈和旋转运动。寰枢椎
位于脊柱承上启下的重要部位，其上端与头颅相连，下端则
由其他颈椎椎体承载，在它们附近有重要的解剖结构，如颈
动脉、椎动脉、脊神经、枕大神经等。

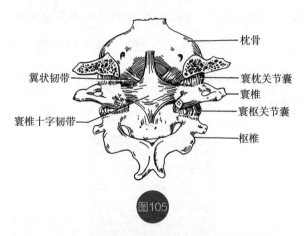

当患有寰枢关节错缝、移位、脱位和寰枢椎骨折等情况
时，就容易压迫其周围的神经、血管，出现头晕、手麻、恶
心、呕吐、颈部活动受限等症状，严重时可威胁生命。临床
上，如果严重的寰枢关节移位、脱位经中医系统治疗无效，

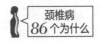

或者寰枢椎骨折，可以选择寰枢椎融合术。运用合适的钢钉、钢板、钢丝等内固定器械对这一关节进行坚强内固定，恢复脊椎稳定性，避免神经、血管进一步受到压迫，从而解除临床症状。

寰枢端转法是治疗寰枢关节错缝、移位及脱位常用的正脊骨法，操作方法如下：医者一肘轻提病人下颌，另一手的拇、食二指分别置于寰枢椎两侧（相当于风池穴），行头部旋转伴向上提拉的"欲合先离"手法，反复2~3次。这种操作手法对寰枢椎有端提、旋转动作，做过寰枢椎融合术的病人，寰枢椎局部有固定（图106），颈椎旋转范围明显减小，如使用寰枢端转法，轻者导致病情加重，重者使内固定物松弛、断裂，再次出现寰枢椎不稳定，邻近椎体的过度活动，可能导致颈部脊髓、神经功能受损。

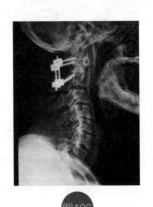

图106

病人做过寰枢椎融合术后，如果出现寰枕部疼痛不适、恶心、呕吐等症状，可以通过调整腰椎、胸椎的"上病下治法"和中药热敷、针灸、辨证口服中药汤剂等治疗改善症状。

（肖镇泓、郭俊彪、王慧敏）

82. 为什么寰枢椎融合术后慎用头后肌理筋法？出现相关症状怎么办？

答：头后肌理筋法是全国中医骨伤名师韦以宗教授通过多年临床总结出来的理筋手法，是运用推拿手法中的推法、拿法、按法、摩法、打法等，对头后部肌肉如竖脊肌、头夹肌、斜方肌、肩胛提肌等进行手法放松。

如果寰枢椎融合术后病人做上述理筋手法，因手法操作部位靠近颈椎手术部位，容易对手术后的内固定物造成影响。通常情况下，脊椎内固定用的螺钉、钢板等不会轻易松脱、断裂，但在遭受较大的外力时可能会出现松脱、断裂，所以寰枢椎融合术后的病人慎用头后肌理筋法。

病人做过寰枢椎融合术后，如果出现寰枕部疼痛不适、恶心、呕吐等症状，可以通过调整腰椎、胸椎的"上病下治法"和中药热敷、针灸、辨证口服中药汤剂等治疗改善症状。

（肖镇泓、郭俊彪、王慧敏）

83. 为什么颈 3~6 椎体融合术后不可以施行牵颈折顶法？出现相关症状怎么办？

答：颈椎间盘突出常常会压迫到颈部的神经和脊髓，出现颈部酸胀、活动受限，头痛、眩晕，肩背部疼痛、上肢麻木胀痛，心悸、胸闷，步态失稳、四肢无力等症状。有些病人因各种原因会选择颈椎手术治疗。通过手术摘除压迫神经、脊髓的椎间盘，并且为了避免再次突出，还在相应的节段放置钢板或椎间融合器来固定颈椎，融合突出椎间盘上下两个颈椎节段，防止发生颈椎不稳（图 107）。此时，融合节段关节几乎不能活动，其上下相邻节段的颈椎活动相应增加，以代偿融合节段的活动。

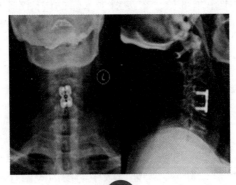

图107

牵颈折顶法是通过医生的手掌牵引头部，达到对颈椎纵向牵拉的目的，同时向上折顶颈椎棘突，以调整颈椎生理曲度的方法（图108）。这种治疗手法操作时因对颈椎有牵拉、折顶的力量，对做过颈 3~6 椎体融合术的病人操作，不但起不到治疗作用，而且容易引起内固定物松弛，固定节段颈椎失稳，严重者可引起内固定物的断裂。

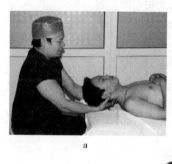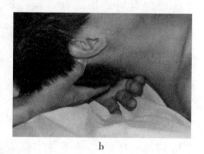

a　　　　　　　　　　　　　b

图108

如果做过颈 3~6 椎体融合术后再出现颈部酸胀、肩背部疼痛、上肢麻木胀痛、头痛、眩晕、心悸、胸闷、步态失稳、四肢无力等症状，可以通过调整腰椎、胸椎的"上病下治法"和颈背部中药热敷、上肢循经取穴针灸、辨证口服中药汤剂等治疗改善症状。

（肖镇泓、郭俊彪、王慧敏）

84. 为什么颈椎植入人工椎间盘后不可以施行颈椎旋提法？
出现相关症状怎么办？

答：颈椎旋提法是通过手法旋转并提拉颈椎，以松解颈椎骨关节粘连，纠正颈椎关节紊乱的治疗方法，这种方法的操作过程有对颈椎旋转、提拉的力量（图109）。人工椎间盘是由两块金属中间夹一块聚乙烯构成，植入人工椎间盘后可以改善颈椎活动度，但是颈椎的稳定性较植入前差（图110）。如颈椎做过人工椎间盘置换术，再施行颈椎旋提法可能会导致人工椎间盘松脱，不但令手术前功尽弃，还有可能导致更严重的神经压迫，甚至发生截瘫。

做过颈椎植入人工椎间盘后再出现颈项疼痛、活动受限、

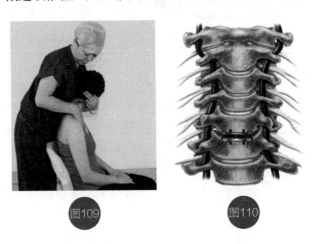

图109　　　　　　　图110

上肢麻木、四肢无力等症状，可以采用颈背部药熨、远端辨证取穴针灸和分证论治口服中药治疗，必要时通过调整腰椎、胸椎的"上病下治法"治疗。

（肖镇泓、郭俊彪、王慧敏）

85. 为什么任意颈椎节段融合术后不适用颈椎布兜牵引法？出现相关症状怎么办？

答：通常来说，颈椎节段融合术是在病变颈椎之间放置颈椎融合器，同时植入一些骨头来促进相邻的两节椎骨融合，从而使得颈椎两个节段融合稳定的一种手术，其目的是稳定病变颈椎节段，改善临床症状。

颈椎布兜牵引法是让病人仰卧位，利用枕颌布兜固定下颌部，通过纵向牵拉头颅，使其与躯体拮抗来牵引颈椎，以调整颈椎骨关节紊乱的方法。在实施颈椎布兜牵引的过程中，病人颈部会有拉伸感，颈椎各椎骨间及各关节会不同程度被拉开。如果对做过颈椎节段融合术的病人，尤其是术后不足3个月者，实施颈椎布兜牵引容易拉开尚未稳定融合的椎骨，导致融合器脱出，已经融合的节段再次出现失稳，进而压迫脊髓、神经或前方食管等结构，使得病情加重，甚至截瘫。故任意颈椎节段融合术后不适用颈椎布兜牵引法。

如果做过颈椎节段融合手术后再出现颈项部疼痛、头晕、手麻、口咽部不适、四肢乏力及活动受限等临床症状，可以采用局部药熨、远端辨证取穴针灸和分证论治口服中药治疗，必要时通过调整腰椎、胸椎的"上病下治法"治疗。

（肖镇泓、郭俊彪、王慧敏）

86. 为什么任意颈椎节段融合术后慎用项韧带理筋法？出现相关症状怎么办？

答：在颈部，从颈椎棘突尖向后扩展成三角形板状的弹性膜层，称为项韧带（图 111）。其起于所有颈椎的棘突，止

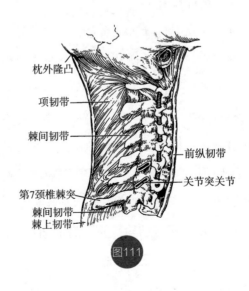

枕外隆凸

项韧带

棘间韧带

前纵韧带

关节突关节

第7颈椎棘突

棘间韧带
棘上韧带

图111

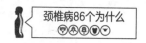

于枕外隆凸和枕外嵴，主要作用为限制颈椎前屈。

项韧带理筋手法是运用推拿手法中的推法、拿法、按法、摩法、打法等，对颈后部的重要组织——项韧带进行手法放松。做过颈椎节段融合手术的病人，项韧带会有不同程度的损伤，颈椎的解剖结构也发生变化，颈椎活动度明显减小，此时，如果行项韧带理筋法，容易加重项韧带的损伤，还有可能使手术的内固定物松脱，导致颈椎关节失稳，加重病人的痛苦。因此，做过任意颈椎节段融合手术的病人慎用项韧带理筋法。

如果做过任意颈椎节段融合手术的病人，出现了颈项部疼痛、头晕、上肢麻痛、胸闷、气短及四肢乏力等临床症状，可以采用局部药熨、远端辨证取穴针灸和分证论治口服中药治疗，必要时通过调整腰椎、胸椎的"上病下治法"进行治疗。

（肖镇泓、郭俊彪、王慧敏）

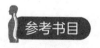
参考书目

[1] 韦以宗.中国整脊学.2版.北京：人民卫生出版社，2012.

[2] 潘东华，陈文治.韦以宗整脊手法图谱.北京：人民卫生出版社，2011.